A relação enfermeiro-paciente e instrumentos para coleta de dados
2ª edição

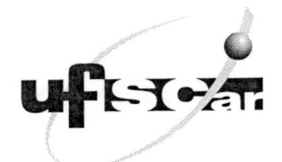

UFSCar
UNIVERSIDADE FEDERAL DE SÃO CARLOS

Targino de Araújo Filho
Reitor

Pedro Manoel Galetti Junior
Vice-Reitor

Oswaldo Mário Serra Truzzi
Diretor da Editora da UFSCar

EdUFSCar - Editora da Universidade Federal de São Carlos

Conselho Editorial
José Eduardo dos Santos
José Renato Coury
Nivaldo Nale
Paulo Reali Nunes
Oswaldo Mário Serra Truzzi (Presidente)

Fernanda do Nascimento
Secretária Executiva

Universidade Federal de São Carlos
Editora da Universidade Federal de São Carlos
Via Washington Luís, km 235
13565-905 - São Carlos, SP, Brasil
Telefax [16] 3351-8137
E-mail: edufscar@ufscar.br
http://www.editora.ufscar.br
Twitter: @EdUFSCar

Carmen Lúcia Alves Filizola
Sofia C. Iost Pavarini
Sonia Regina Zerbetto
Priscila Tagliaferro

A relação enfermeiro-paciente e instrumentos para coleta de dados
2ª edição

São Carlos

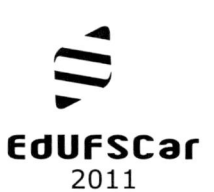

EdUFSCar
2011

© 2010, Carmen Lúcia Alves Filizola, Sofia C. Iost Pavarini, Sonia Regina Zerbetto e Priscila Tagliaferro

Coordenação Editorial
Vítor Massola Gonzales Lopes

Preparação e Revisão de Texto
Aline Cristina Dias Galvão Neves
Marcelo Dias Saes Peres

Editoração Eletrônica
Patricia dos Santos da Silva

Impressão e Acabamento
Departamento de Produção Gráfica da Universidade Federal de São Carlos

Ficha catalográfica elaborada pelo DePT da Biblioteca Comunitária da UFSCar

```
R382r.2    A relação enfermeiro-paciente e instrumentos para coleta
           de dados / Carmen Lúcia Alves Filizola ...[et al.]. -- 2. ed. -
           - São Carlos : EdUFSCar, 2011.
           55 p. - (Série Apontamentos).

           ISBN - 978-85-7600-199-7

           1. Enfermagem. 2. Relações interpessoais. 3. Cuidados
           em enfermagem. 4. Comunicação. I. Título.
                                          CDD - 610.73 (20ª)
                                          CDU - 616-083
```

As professoras Carmen Lúcia Alves Filizola, Sofia C. Iost Pavarini e Sonia Regina Zerbetto são docentes do Departamento de Enfermagem da UFSCar.
Priscila Tagliaferro é mestranda no Departamento de Enfermagem da UFSCar.

Todos os direitos reservados. Nenhuma parte desta obra pode ser reproduzida ou transmitida por qualquer forma e/ou quaisquer meios (eletrônicos ou mecânicos, incluindo fotocópia e gravação) ou arquivada em qualquer sistema de dados sem permissão escrita da editora.

SUMÁRIO

1. A RELAÇÃO DE AJUDA 8

1.1 Introdução 8
Pontuando alguns princípios, conceitos e terminologias 8

1.2 Aspectos básicos da relação enfermeiro-paciente 11

1.2.1 Envolvimento emocional 11
Conceito 11
O(a) enfermeiro(a) deve ou não se envolver com o paciente? 11
Requisitos para que o(a) profissional seja capaz de se envolver de forma madura com o paciente 11
A Política do Não Envolvimento 11

1.2.2 Aceitação 12
O(A) enfermeiro(a) aceita ou não o paciente tal como ele é? 12
O que o(a) enfermeiro(a) faz quando não aceita o paciente? 13

1.2.3 Empatia 13
Conceito 13
Diferença entre simpatia e empatia 13
Recomendações para o(a) enfermeiro(a) operacionalizar a empatia 14

1.2.4 Confiança 14

1.3 Os objetivos do(a) enfermeiro(a) na relação de pessoa a pessoa 15
Fatores que facilitam o(a) profissional a conseguir as nove metas 16

1.4 Fases da relação 17

1ª Fase: pré-interação (ou prévia à interação) 17
Características 17
Tarefas 17

2ª Fase: introdutória ou de orientação 17
Barreiras 18

- 3ª Fase: identidades emergentes 18
  - Barreiras 18
- 4ª Fase: término 18
  - Tarefas 19
  - Preparo psicológico do(a) enfermeiro(a) 19

2. A COMUNICAÇÃO COM O PACIENTE 20

2.1 Introdução 20

2.2 Definição do termo 20

2.3 Tipos de comunicação 20

2.4 Padrões de comunicação 21

- Definição 21
- O padrão de relação social convencional 21
- O padrão de informação ou utilitário 21
- O padrão de relacionar-se 22
- Requisitos prévios para um diálogo significativo 22

2.5 Técnicas de comunicação 22

- Estimular o paciente a verbalizar 23
- Ajudar o paciente a deixar claro 23
- Ajudar o paciente a se concentrar 23
- Ajudar o paciente a identificar causa e efeito 24
- Ajudar o paciente a perceber a sua participação em uma experiência 24
- Ouvir/Escutar 24
- Permanecer em silêncio 24

2.6 A comunicação não verbal 25

- A importância da comunicação não verbal 25
- O que é comunicação não verbal 25
- Tipos de sinais não verbais 26

O processo de percepção da realidade 27

Percepção 27

A expressão de sentimento pela linguagem não verbal 28

3. INSTRUMENTOS DE AVALIAÇÃO DA FAMÍLIA 31

3.1 Genograma 31

3.2 Ecopama 35

3.3 Exemplificando a construção do genograma e ecomapa 36

A família de Pedro 38

3.4 Considerações finais 39

3.5 Roteiro para avaliação da família (a ser preenchido por meio de dados da entrevista e da observação) 39

Questões do genograma e ecomapa 39

Investigando o processo saúde-doença 39

4. ROTEIRO DE ESTUDO DE CASO 41

4.1 Dados de identificação 41

4.2 História de vida, exame psíquico, hipótese diagnóstica e modalidades terapêuticas 41

4.3 Projeto terapêutico para o usuário 45

4.4 Estudo final 45

5. ANEXO 46

5.1 Portaria nº 1.820/09 – Dispõe sobre os Direitos e Deveres dos Usuários da Saúde 46

6. REFERÊNCIAS 54

1. A RELAÇÃO DE AJUDA

1.1 INTRODUÇÃO

A relação enfermeiro-paciente vem sendo objeto de estudos de várias áreas, porém vem sendo mais aprofundada na Enfermagem em Saúde Mental e Psiquiátrica, uma vez que nas três últimas décadas do século XX a relação terapêutica foi apontada como o principal papel do(a) enfermeiro(a) nessas áreas. Entretanto, estudo realizado no final da década de 1980 que analisa o papel do(a) enfermeiro(a) psiquiatra na assistência ao doente mental internado, entendendo a prática do(a) enfermeiro(a) não isolada do contexto em que se insere, mas enquanto prática social e histórica, apontou que o discurso da escola que definia o papel do(a) enfermeiro(a) como terapêutico era de caráter ideológico (FILIZOLA, 1997). Esse estudo, cuja pesquisa empírica foi realizada em dois hospitais psiquiátricos, ainda constatou que a ênfase do papel do(a) enfermeiro(a) não estava no relacionamento terapêutico, mas em atividades administrativas. Evidenciou que a relação que os componentes da equipe de enfermagem mantinham com o paciente era autoritária e reproduzia o autoritarismo em que sua prática se dava, uma vez que as instituições pesquisadas eram fechadas, centradas no modelo biológico de tratamento, não considerando o paciente como um ser de direitos, com poder de decisão (FILIZOLA, 1997).

Porém, vivencia-se no Brasil o processo da Reforma Psiquiátrica, que, além de várias transformações, propõe-se às mudanças no modelo assistencial e na construção de um novo estatuto para o "doente mental": o de cidadão. Nesse novo cenário, novo contexto, em que novas práticas e saberes se encontram em construção, necessita-se conhecer os referenciais teóricos para o(a) profissional pensar/olhar/refletir sobre a relação que estabelece com esse novo sujeito, um ser de direitos.

Compreende-se que vários referenciais podem e devem dar base à prática do(a) enfermeiro(a), tais como o psicanalítico de Freud, a perspectiva Centrada no Cliente de Carl Rogers, a Relação de Ajuda com a perspectiva da Orientação Não Diretiva de Frans Victor Rudio, entre outros. Nesse sentido, e considerando que o(a) enfermeiro(a) se encontra em um novo contexto, busca-se neste capítulo apresentar um referencial da enfermagem para a relação terapêutica, o da autora Joyce Travelbee, trazendo também outros autores/diálogos necessários que complementam o estudo da relação e da comunicação com o paciente.

Pontuando alguns princípios, conceitos e terminologias

Primeiramente vejamos como Travelbee (1979a) define a enfermagem psiquiátrica. Segundo essa autora, a enfermagem em saúde mental e psiquiátrica é um processo interpessoal pelo qual o(a) profissional ajuda uma pessoa, família ou comunidade com o objetivo de promover a saúde mental, prevenir ou enfrentar a experiência da doença e do sofrimento mental e, se necessário, contribuir para a descoberta de um sentido para essas experiências. Portanto, sempre, em qualquer ação de enfermagem, ocorre uma relação em que uma pessoa se põe a ajudar a outra. Para tanto, muitos estudos utilizando os conhecimentos da psicologia, da sociologia e de comunicação vêm sendo desenvolvidos, os quais têm ajudado o(a) enfermeiro(a) a refletir sobre essa relação. Várias têm sido suas designações: relação ou relacionamento terapêutico, relação de ajuda ou, como Travelbee (1979a) define, relação de pessoa a pessoa.

A relação de ajuda ou de pessoa a pessoa, segundo Travelbee (1979a), não é algo que ocorre ao acaso: ela deve ser pensada, planejada e estruturada pelo(a) enfermeiro(a). A relação de pessoa a pessoa se constitui, na realidade e segundo essa autora, numa meta a ser alcançada. Ela é o resultado final de uma série de interações planejadas entre dois seres humanos: o(a) enfermeiro(a) e o paciente. Ainda, segundo esta, existem alguns pressupostos básicos da relação. Estes seriam:

- Somente se estabelece uma relação quando cada participante percebe o outro como *ser humano único*. Para tanto, o paciente deve ser respeitado em sua *individualidade, direitos e valores*;
- Uma das características da relação é que ambos, paciente e enfermeiro(a), trocam e modificam o seu comportamento. Toda relação é uma relação de troca. Ambos aprendem como resultado ou por meio do processo interativo. O paciente amplia a sua capacidade para enfrentar os problemas e para descobrir soluções alternativas. O enfermeiro(a) cresce como ser humano, como resultado do contato com outra pessoa.

Ainda se considera relevante trazer algumas reflexões/considerações sobre o significado da palavra paciente, que se utiliza quando o(a) profissional enfermeiro(a) se dirige ao "objeto" do cuidado em saúde mental. Por que, por vezes, determinados autores, entre eles Travelbee, ou na prática dos profissionais, fazem referência às seguintes e diferentes designações para paciente: cliente, pessoa ou usuário de saúde mental? O que significa cada uma delas, e em que contexto elas foram ou são utilizadas? Passamos, a seguir, a discorrer sobre tais significados:

Paciente: o próprio termo remete a um ser passivo, não participante ou elemento passivo no processo da relação de cuidado. Portanto, alguém que recebe o cuidado sem ter direito ou mesmo sem se reconhecer como um ser de direito, de participar, de opinar e mesmo de tomar decisões. Foi a designação e condição em que a pessoa em sofrimento psíquico se encontrava nas instituições denominadas de manicomiais.

Cliente: terminologia pouco utilizada nos serviços de saúde mental que compreendem a rede pública de saúde, mas ainda encontrada na prática de alguns profissionais da saúde e de atendimento médico. Relaciona-se às relações financeiras de compra e venda de serviços/produtos, por isso é mais utilizada em bancos e em estabelecimentos comerciais. Entretanto, a consulta ao referencial de Rogers que dá origem à Perspectiva Centrada no Cliente (FADMAN & FRAGER, 2002) se remete a outro significado para a designação cliente. Rogers usa a palavra "cliente" ao invés de paciente, pois o "cliente", embora possa ter muitos problemas, é visto como uma pessoa inerentemente capaz de entender sua própria situação, enquanto o "paciente" é, em geral, alguém que está doente, precisa de ajuda e vai ser ajudado por profissionais formados. Fadman & Frager (2002, p. 238) ainda salientam que há "neste sentido uma igualdade implícita no modelo do cliente, que não está presente no relacionamento médico-paciente".

Pessoa: refere-se a ser um ser humano único, singular; portanto, abarca a questão da individualidade, da singularidade e da subjetividade.

Usuário: a terminologia usuário de saúde mental é, atualmente, a designação mais encontrada/utilizada como referência ao paciente entre os trabalhadores da saúde mental nos serviços da rede pública de saúde mental. Historicamente, foi sendo construída no contexto de redemocratização do país, de construção do SUS e do processo da Reforma Psiquiátrica brasileira (principalmente no final da década de 1980, início da de 1990), portanto, da luta pela construção da cidadania da pessoa em sofrimento psíquico. Nesse sentido, ser usuário de saúde mental significa, principalmente, ser um cidadão, um ser de direitos e de deveres. Tendo em vista a importância da cidadania para o processo de cuidar da pessoa em sofrimento psíquico é necessário abrir um parêntese para a análise da definição do que é cidadão.

Vários autores têm escrito sobre esse tema, porém vamos nos ater ao texto de Marsíglia (1987). Fundamentada nos estudos de T. H. Marshall, autor pioneiro na análise da construção da cidadania, essa autora afirma que a questão da cidadania não foi colocada com o capitalismo. Ela era bem definida nas sociedades escravagistas em que se considerava cidadão o indivíduo pleno de direitos, os proprietários dos meios de produção. Portanto, o escravo não era cidadão, não tinha direitos e nem mesmo era considerado ser humano. Foi com o capitalismo que o conceito de cidadania se ampliou, havendo a exigência de ser estendido ao conjunto da população. Cidadão passa a ser não somente quem é proprietário dos meios de produção, mas também aquele que vende sua força de trabalho. Cidadão, portanto, é um ser de direitos. No início, primeiramente, buscaram-se os direitos civis que são os relativos à liberdade individual, ou o direito à palavra, ao pensamento, à justiça, o direito de ir e vir, o direito à liberdade religiosa, o direito de vender sua força de trabalho. Depois buscaram-se os direitos políticos, isto é, o direito do cidadão de escolher seus governantes, e mais recentemente, com o desenvolvimento do capitalismo monopolista, tais direitos se ampliaram com a luta pelos direitos sociais. Estes últimos entendidos como o direito de acesso a um patamar mínimo de consumo dos bens produzidos pela sociedade, tais como educação, habitação, saúde, etc. (MARSÍGLIA, 1987).

Ao longo deste texto várias dessas definições são utilizadas em função do referencial teórico ou do contexto em que a palavra se insere. Passamos a descrever alguns aspectos considerados básicos na relação para, em seguida, apresentarmos os objetivos e as fases da relação.

1.2 ASPECTOS BÁSICOS DA RELAÇÃO ENFERMEIRO-PACIENTE

1.2.1 Envolvimento emocional

Conceito

Para Travelbee (1979a), o envolvimento emocional é a capacidade de transcender-se a si mesmo e interessar-se por outra pessoa sem que esse interesse impossibilite o(a) enfermeiro(a) de ajudar o outro.

O(a) enfermeiro(a) deve ou não se envolver com o paciente?

O(a) enfermeiro(a) necessita envolver-se emocionalmente se deseja estabelecer uma relação com o paciente ou com qualquer outro ser humano.

Requisitos para que o(a) profissional seja capaz de se envolver de forma madura com o paciente

- Reconhecimento e aceitação de si mesmo como entidade distinta;
- Capacidade para perceber o outro como ser único;
- Capacidade para expressar e controlar a expressão de sentimentos do(a) enfermeiro(a) quando este(a) interage com um paciente, e fazê-lo em nível consciente e com sentido de oportunidade.

O envolvimento emocional em um nível maduro, terapêutico, ajuda o paciente a experimentar o interesse e o cuidado que outro ser humano pode oferecer. Porém, para que o envolvimento emocional seja mantido em níveis terapêuticos é necessário que o(a) enfermeiro(a) reconheça o fato de que ele(a) é um elemento participante do relacionamento e que esteja consciente das emoções e sentimentos que estão ocorrendo na situação.

No entanto, existe na enfermagem uma *Política do Não Envolvimento* (TRAVELBEE, 1979a).

A Política do Não Envolvimento

As pessoas que adotam essa política a justificam, pois consideram que:

- quanto maior for o grau de envolvimento emocional, menos profissional será a relação e vice-versa;

- existe o efeito negativo de se identificar com os pacientes;
- A pessoa que se envolve é inapta, incapaz, pois se compadece demais do paciente ou é excessivamente sensível e, portanto, não pode ser útil;
- O envolvimento emocional não é nada terapêutico para o paciente e, sim, destrutivo para o crescimento de ambos.

Os que não aceitam se envolver propõem como antídoto que o(a) enfermeiro(a) não se envolva em absoluto, eliminando assim qualquer risco de comportamento não profissional. Nesse caso, o antídoto tem êxito, pois o(a) enfermeiro(a) não será "acusado" de conduta não profissional, tampouco este(a) será "acusado" pelos pacientes de ser um ser humano útil e preocupado com os outros. O(a) enfermeiro(a) que não se envolve não poderia jamais experimentar felicidade ou alegria quando o paciente se recupera, nem tristeza quando um paciente morre ou satisfação em ajudar um ser humano em momentos de sofrimento físico ou psíquico. Acredita-se que o verdadeiro antídoto contra as formas imaturas de envolvimento emocional é aprender a envolver-se de forma madura.

Essa política do não envolvimento, difundida por alguns, nega aos(às) enfermeiros(as) oportunidades de serem realmente úteis aos pacientes. Isto pode também se converter em uma política que guie o comportamento do(a) profissional em outras áreas da vida (TRAVELBEE, 1979a).

1.2.2 Aceitação

O(A) enfermeiro(a) aceita ou não o paciente tal como ele é?

Para que o(a) enfermeiro(a) consiga assistir o paciente de modo eficaz é necessário que desenvolva aceitação genuína do paciente. Aceitar o paciente não é somente compreendê-lo. É também considerá-lo como ser humano, com sentimentos e valores que lhe são peculiares e que determinam as atitudes expressas em seu comportamento.

Aceitar não implica concordar com o comportamento do paciente, mas tomar consciência do significado do comportamento não aceito socialmente. Demonstrar aceitação pelas manifestações de comportamento do paciente no momento em que ele as expressa leva-o a sentir-se aceito como pessoa e, portanto, mais seguro e confiante. Porém, o(a) enfermeiro(a) deve estabelecer limites ao comportamento do paciente com tato e firmeza.

A aceitação passa por duas etapas:

1ª O(A) enfermeiro(a) aceita o paciente tal como ele é;

2ª Faz uma avaliação e um julgamento crítico da situação. Nesse processo avaliativo, consequentemente o(a) enfermeiro(a) toma um ato consciente ao decidir se aceita ou não o comportamento do paciente e expõe para ele que tipo de comportamento é aceitável ou não. O(A) enfermeiro(a) e o paciente estabelecem de comum acordo os limites do comportamento.

Exemplo: um paciente, durante os cuidados, fala palavrões e faz comentários depreciativos à pessoa do(a) enfermeiro(a). Este(a) deve aceitar esse comportamento? Aceita (pois não deve rejeitar o paciente), porém estabelece limites ao comportamento do paciente com tato e firmeza, dizendo-lhe que não aceitará palavrões e comentários obscenos do mesmo. Portanto, o(a) enfermeiro(a) rejeita o comportamento, mas não o paciente.

A aceitação pode ou não ser automática, pois é provável que as pessoas aceitem os indivíduos que tendem a satisfazer suas necessidades. Não se aceitam pessoas que ameaçam a autoestima ou que, de alguma maneira, sejam incapazes de satisfazer as necessidades do outro. A aceitação, quando não é automática, constitui uma meta a ser alcançada.

O que o(a) enfermeiro(a) faz quando não aceita o paciente?

Sugere-se que quando o(a) enfermeiro(a) não aceita o paciente reconheça seu sentimento de rejeição pelo paciente e se distancie do mesmo. Deixar de fazer isso é menos honesto. Um conhecimento franco de que se é humano e se reage como humano é melhor que negar tais sentimentos e ter raiva do paciente, rejeitando-o, ignorando-o ou, de forma sutil, castigando-o.

1.2.3 Empatia

Conceito

Empatia é a capacidade de tentar ver o mundo como a outra pessoa vê, sem perder a própria identidade. Rogers & Rosemberg (1977) conceituam "estado de empatia" como aquele que consiste em aperceber-se do quadro de referências interno de outra pessoa, juntamente com os componentes emocionais e os significados a ele pertencentes, como se fôssemos essa pessoa. Isso significa sentir as mágoas e alegrias do outro como ele próprio as sente e perceber suas causas como ele as percebe. Rogers & Rosemberg (1977) ainda alertam para que não se perca esta condição de "como se", para que o(a) profissional enfermeiro(a) não seja levado a um estado de identificação com o outro.

É por meio do sentimento empático que o(a) enfermeiro(a) transmite ao paciente que ele é aceito. Se o(a) enfermeiro(a) deseja que sua relação com o paciente torne-se realmente terapêutica, deve sentir a experiência do paciente tal como ele o percebe.

Diferença entre simpatia e empatia

A empatia é muitas vezes confundida com simpatia. Esta, porém, se dá de modo inconsciente e faz com que o(a) enfermeiro(a) estabeleça analogia entre a própria situação e a do paciente, levando-o a perder a objetividade no relacionamento. É comum surgirem associados à simpatia sentimentos de pena, aprovação e reprovação, portanto não terapêuticos.

A empatia acontece em nível consciente e é basicamente uma operação intelectual combinada com um esforço dirigido para a compreensão do outro.

Recomendações para o(a) enfermeiro(a) operacionalizar a empatia

Para o(a) enfermeiro(a) operacionalizar a empatia, deverá

- aceitar-se a si mesmo;
- desenvolver habilidade em concentrar-se nos problemas do paciente;
- tentar participar da experiência do paciente como ele a vivencia;
- ser capaz de tolerar a ansiedade resultante disto;
- analisar os problemas do paciente e ajudá-lo a encontrar soluções alternativas sem fazer julgamentos de valor a respeito dos sentimentos do paciente;
- participar dos sentimentos do paciente, na sua atual condição de vida, sem perder a objetividade.

1.2.4 Confiança

Um dos componentes básicos da relação enfermeiro-paciente é o desenvolvimento do sentimento de confiança. Qualquer pessoa necessita desenvolver esse sentimento para se desenvolver como um ser completo. Isso se torna mais evidente quando a pessoa é acometida por alguma doença.

Segundo alguns estudos, o desenvolvimento desse sentimento depende do modo como as necessidades básicas do indivíduo foram satisfeitas nos primeiros anos de vida pelas pessoas que lhe foram significativas. Se pessoas significativas para uma criança falham no atendimento de suas necessidades, ela interpreta o mundo como hostil, indiferente, inimigo, ameaçador. Então, passa a desconfiar dos outros, de suas próprias habilidades e, ainda, do seu ambiente (STEFANELLI et al., 1982).

Outra questão importante quando se fala em confiança é o desenvolvimento do sentimento de autoconfiança que advém da satisfação da necessidade de autoestima. Segundo Maslow, a satisfação da necessidade de autoestima leva a pessoa ao sentimento de autoconfiança, poder, força, capacidade e adequação, de ser útil e necessária no mundo, mas a não satisfação dessa necessidade produz um sentimento de inferioridade, fraqueza e falta de confiança em si próprio. O que o(a) enfermeiro(a) deve fazer é ter um relacionamento maduro com essa pessoa para que ela possa confiar em si própria e nos outros (STEFANELLI et al., 1982).

Então, quando se interage com um paciente deve-se ter em mente que as experiências passadas do indivíduo podem interferir no desenvolvimento da confiança na relação. É certo que ninguém confia em ninguém de uma hora para outra, pois a confiança é um sentimento que deve ser desenvolvido no processo do relacionamento. Assim, o objetivo do(a) enfermeiro(a) é estabelecer uma base de confiança com o paciente de tal modo que este poderá aceitá-lo(a) como uma pessoa fidedigna.

Para tanto, é importante conhecer o modo como o paciente se relaciona com os demais, seus problemas de frustração, suas habilidades e dificuldades, quer no convívio familiar, quer no social ou profissional. Esses dados obtidos de outras pessoas que lidam com o paciente, como os familiares e o prontuário do paciente, ajudarão a planejar o tipo de abordagem terapêutica indicada para cada paciente em particular. Existem pessoas muito desconfiadas, outras menos. O alto grau de desconfiança leva a quadros de sofrimento psíquico.

Para se estabelecer um clima no qual o sentimento de confiança possa ser desenvolvido, deve-se seguir alguns princípios básicos que orientam o(a) enfermeiro(a):

- Ser sincero, honesto e agir com responsabilidade. Para tanto, o(a) enfermeiro(a) deverá cumprir sempre as promessas feitas, deverá ser sincero(a) com o paciente quando, por exemplo, não souber a resposta de alguma pergunta ou quando não puder atender algumas de suas necessidades.
- Demonstrar por seu desempenho que é uma pessoa fidedigna, podendo ser assim reconhecido(a) pelo paciente como um(a) profissional capaz de receber e entender sua mensagem, ajudando-o a identificar seus problemas e a encontrarem soluções alternativas e desenvolver o sentimento de empatia, e demonstrar interesse pelos sentimentos do paciente mesmo que estes não aparentem lógica para quem ouve.
- Ouvir atentamente as queixas do paciente, mesmo se sua convenção torna-se repetitiva e cansativa.
- Ser consistente e constante na conduta em relação ao paciente.

É importante lembrar que nem sempre o(a) enfermeiro(a) ou o paciente estão totalmente confiantes durante o processo de interação terapêutica, podendo se encontrarem em algum ponto entre os extremos de confiança e desconfiança. É normal que no início da relação não haja confiança, pois esta, na realidade, é uma meta a ser alcançada. Portanto, sempre se deve analisar a confiança na relação do(a) enfermeiro(a) com o paciente (STEFANELLI et al., 1982).

1.3 OS OBJETIVOS DO(A) ENFERMEIRO(A) NA RELAÇÃO DE PESSOA A PESSOA

1º *O(A) enfermeiro(a) ajuda o paciente a enfrentar os problemas presentes.* O(A) profissional necessita se preocupar com os problemas do "AQUI E AGORA" tal como os pacientes os percebem e definem. Ele(a) não se preocupa com os acontecimentos da infância (não é que não sejam importantes), mas o objetivo primário é ajudá-lo com o aqui e agora.

2º *Ajuda o paciente a CONCEITUAR O SEU PROBLEMA ATUAL*, principalmente o paciente com um nível elevado de angústia. Deve-se ajudá-lo a se expressar, sabendo ouvir e perceber o problema como ele o percebe. Muitas vezes, aquele pode não ser um problema para o(a) enfermeiro(a), mas é para o paciente, e ele está sofrendo por isso. Não se pode simplesmente dizer que é bobagem o que está sentindo, isso passa, não se preocupe. É importante saber de suas ansiedades, o que o angustia e, a partir daí, ver o que se pode fazer por ele.

3º *Ajuda o paciente a perceber sua participação em uma experiência.* O(A) enfermeiro(a) deve ajudar o paciente a ver-se como participante ativo da vida, ajudando-o a se concentrar em seu comportamento de modo que seja um elemento ativo, ou seja, o que ele faz, pensa ou sente constitui um papel importante para resolver seu próprio problema. Exemplo: paciente com insônia, paciente que não se alimenta.

4º *Ajuda o paciente a enfrentar de forma realista os seus problemas emergentes.*

5º *Ajuda o paciente a discernir alternativas*, ou seja, a encontrar soluções, caminhos para sair do problema.

6º *Ajuda a se comunicar.* Muitos pacientes têm dificuldades em se expressar, comunicar o que está sentindo. Saber se comunicar de forma eficaz é uma arte.

7º *Ajuda a se socializar.* Isso é mais do que falar com os outros, é sentir prazer e desfrutar da interação com outros. Socializar é mais que participar de jogos, é estar com as pessoas, é um processo recíproco.

8º *Ajuda a ensaiar novas linhas de comportamento.* Ao ajudar o paciente a interagir com outros, o(a) profissional o está ajudando a ensaiar novas formas de comportamento. Às vezes o paciente deprimido, que se isola dos demais, não consegue estar com as pessoas, não vê no outro alguém que pode ajudá-lo. Deve-se estimulá-lo a participar, e encontrar prazer em estar com o outro.

9º *Ajuda a encontrar um sentido em sua enfermidade.* Tanto o doente com problemas físicos quanto a pessoa em sofrimento psíquico tentam encontrar razões para seu sofrimento e enfermidade. Muitos colocam a culpa em Deus ou nos outros. A maioria acha alguém a quem culpar (bode expiatório). Deve-se ajudar o paciente a superar essa dificuldade e ajudá-lo a encontrar um porquê que tenha sentido para ele. Não é dar o sentido para ele, mas ajudar o paciente a encontrá-lo. É provável que somente seja capaz disso quando ele se aceitar como pessoa humana. A capacidade para aceitar a condição humana implica que o paciente não se exime a si mesmo do sofrimento, ele mental, físico ou espiritual.

Fatores que facilitam o(a) profissional a conseguir as nove metas

- Conhecimento e capacidade para aplicá-las;

- Grau de comportamento patológico exibido pelo paciente;
- Personalidade do paciente, do(a) profissional e variáveis como sexo, idade, cor, raça, religião e classe social (tanto do(a) profissional como do paciente) (TRAVELBEE, 1979a).

1.4 FASES DA RELAÇÃO

Segundo Travelbee (1979a), a relação profissional-paciente passa por 4 fases:

1ª Fase: pré-interação (ou prévia à interação)

Única fase em que o paciente está excluído.
Início: quando o(a) profissional escolhe ou é selecionado para iniciar uma interação.
Inclui: tudo que o(a) enfermeiro(a) pensa, sente, faz imediatamente antes da primeira interação (porque pode afetar o encontro).

Características

- Não termina com a primeira interação, precede cada contato que tem com o paciente.
- Obtém informações por meio de fontes secundárias, como: história clínica (pode ou não ler); diagnósticos (não indica necessariamente o significado da atenção a ser prestada); conversas com o pessoal; prescrição de psicofármacos.

Tarefas

- Desenvolver a capacidade de perceber suas ideias, seus pensamentos, sentimentos (angústia).
- Conceituar os objetivos, que podem ser:
    - Estimular o paciente a verbalizar;
    - Apresentar-se e colocar os seus objetivos;
    - Conhecer o paciente.

2ª Fase: introdutória ou de orientação

Início: quando dois seres humanos estranhos se encontram pela primeira vez e se conhecem.
Término: quando tanto paciente como enfermeiro(a) começam a perceber-se como seres humanos únicos.
Tarefas: estabelecimento de um pacto ou acordo entre o(a) enfermeiro(a) e o paciente para trabalharem juntos. É o primeiro encontro com o paciente. Pode haver outras, o que depende dos objetivos estabelecidos pelo(a) enfermeiro(a).

Barreiras

- Maneira como paciente e enfermeiro(a) se percebem reciprocamente.
- Classe social de qualquer um dos participantes.
- *Status* (real ou suposto) dos participantes no processo interativo.
- Nível de angústia de ambos os participantes na interação.
- Quando um dos participantes vê o outro como uma réplica de uma pessoa significativa de seu passado.

3ª Fase: identidades emergentes

Início: quando se superarem (em partes) os obstáculos das tarefas da fase introdutória.

Término: quando a relação estiver estabelecida e se fizer necessário terminá-la.

Características: enfermeiro(a) e paciente se conhecem cada vez mais, e este põe à prova a pessoa do(a) enfermeiro(a).

Tarefas: é a fase de trabalho em que o(a) profissional busca conseguir todos os objetivos da relação. Prepara o paciente para o término da relação.

Barreiras

- Suposição não realista do processo que o paciente deveria estar tendo.
- Medo do(a) enfermeiro(a) de envolvimento com outra pessoa.
- Incapacidade de o(a) enfermeiro(a) suportar a angústia gerada pelas provas que o paciente lhe coloca.
- Se o(a) enfermeiro(a) não encontra nenhum significado na doença e recorre ao uso de "bodes expiatórios" para explicar o problema, não pode esperar mais do paciente.

4ª Fase: término

Ocorre quando há necessidade de terminar a relação por vários motivos:

- Alta médica do paciente.
- Alta voluntária do paciente (ou pela família).
- Término do estágio.
- Quando o paciente não necessita mais de um acompanhamento intensivo.
- Metas alcançadas de comum acordo.

Tarefas

Preparo psicológico do paciente para o término:

- Dizer as razões do término.
- Se deve permitir e estimular o paciente, que expresse sentimentos e pensamentos em relação ao término.

Preparo psicológico do(a) enfermeiro(a)

- O(A) enfermeiro(a) deve também reconhecer seus sentimentos e pensamentos.
- Ajudar o paciente a verbalizar os problemas que pode encontrar na convivência na comunidade.

2. A COMUNICAÇÃO COM O PACIENTE

2.1 INTRODUÇÃO

O existir do homem no mundo só é possível por meio da comunicação, pois o homem é um ser eminentemente social. Ninguém vive sozinho, ninguém é uma ilha. É pela habilidade da comunicação que o ser humano se relaciona, chega aos outros, se entrega e compartilha com os demais.

É consenso entre os autores que o indivíduo não pode não se comunicar. O ficar ou o se mover, calar ou falar, dentro de um contexto, possuem valor de mensagem, ou seja, têm um significado. Entre vários exemplos podemos citar um paciente que durante atividades grupais permanece sentado em um canto, calado. Ele está comunicando que quer se isolar e não quer falar.

A comunicação tem um papel importante na saúde e principalmente na enfermagem. Vários autores consideram que essa importância aumenta na enfermagem, pois esta é saber lidar com "gente", a fim de que o(a) profissional possa contribuir para a promoção, prevenção e recuperação da saúde do usuário. Ela é importante uma vez que é o instrumento básico da relação profissional-paciente. Alguns autores consideram que o(a) profissional da saúde só é capaz de ajudar o paciente por meio de uma comunicação efetiva. Sendo assim, torna-se muito importante para o(a) enfermeiro(a) conhecer e refletir sobre o processo de comunicação.

2.2 DEFINIÇÃO DO TERMO

Segundo Travelbee (1979b), comunicar significa enviar e receber mensagens mediante símbolos, palavras (escritas ou faladas), gestos e outros meios não verbais. Afirma ainda que a comunicação implica que a mensagem seja compreendida tanto pelo que envia como pelo que recebe. Se a mensagem não foi compreendida, pode-se dizer que não houve comunicação. Também se compreende que entender não significa estar de acordo.

2.3 TIPOS DE COMUNICAÇÃO

A comunicação se divide em duas categorias principais:

- *Verbal*: inclui mensagens enviadas e recebidas por meio de palavras escritas e faladas.
- *Não verbal*: inclui mensagens enviadas e recebidas por meio de sinais, gestos, expressão facial, marcha, postura, tom de voz, o toque, a aparência física (TRAVELBEE, 1979b).

2.4 PADRÕES DE COMUNICAÇÃO

Definição

Um padrão de comunicação é a forma mais ou menos habitual que o indivíduo tem de se comunicar com os outros. Torna-se muito importante conhecer o modo habitual de interação com os outros. Queira ou não, existem regras de como se comportar ou se comunicar nas diversas situações da vida. Exemplo: não se deve comportar-se da mesma forma em situações com amigos e em situações formais (TRAVELBEE, 1979b).

Analisaremos três padrões de comunicação apresentados por esta autora:

- O padrão de relação social convencional
- O padrão de informação ou utilitário
- O padrão de relacionar-se

O padrão de relação social convencional

Usa-se muito esse padrão de comunicação no dia a dia, pois, na sociedade, a habilidade para estabelecer relações sociais convencionais é uma capacidade interpessoal essencial. Aqui se incluem todas as regras de etiqueta, ou seja, as regras e cerimônias convencionais. Por exemplo: quando se é apresentado a alguém, diz-se: "Olá! Como está?" E a outra pessoa responde: "Bem, obrigado(a). E você?". Esse é o padrão social aceito. Claro que a comunicação foi realizada, a mensagem foi enviada e recebida, porém tal comunicação na maioria das vezes é pouco significativa para a vida da pessoa. Outro exemplo muito comum é perguntar para as pessoas: "Você está bem?" O outro responde: "Bem, obrigado!". Na maioria das vezes, ambos não vão saber realmente como o outro está. Se uma pessoa mantém habitualmente um padrão de relação social convencional com outra, provavelmente a interação seja superficial e pouco profunda. Esse padrão não permite que nenhum dos participantes comece a conhecer o outro como ser humano único (TRAVELBEE, 1979b).

O padrão de informação ou utilitário

Esse padrão difere do anterior, sendo utilizado quando um indivíduo solicita informação ou dá instruções, ordens aos demais. O padrão é utilizado no sentido de que a comunicação enviada ou recebida é útil a quem a envia ou a recebe.

É utilizado na saúde e em alguns casos se superpõe ao padrão de relações sociais convencionais. A diferença entre os dois está no propósito ou na intenção. Por exemplo: o profissional pode perguntar ao paciente: "Como se sente?", porque essa pergunta é uma conversação social esperada ou porque necessita da informação para o prontuário do paciente. No último caso, o(a) profissional está operando no nível de padrão de comunicação informativo (TRAVELBEE, 1979b).

O padrão de relacionar-se

Este é o padrão de comunicação esperado na relação terapêutica. Relacionar-se é uma experiência ou uma série de experiências que se caracterizam por um diálogo significativo entre dois seres humanos – o(a) profissional de saúde e o paciente – em que cada um compreende e experimenta a sinceridade, a união e o entendimento com o outro. Relacionar-se é mais que compreender intelectualmente ou conhecer conceitos abstratos; é mais que a habilidade para se comunicar. Quando dois seres humanos se relacionam, ambos se influem e se modificam.

Nesse padrão de comunicação há o *diálogo significativo*, o qual se caracteriza por uma comunicação recíproca entre os participantes. O que se discute é pertinente, relevante e apropriado. O conteúdo da comunicação se orienta frente aos problemas do "aqui e agora". Escolher o momento oportuno é a arte de saber quando falar, quando calar, o que dizer e como dizê-lo. Esses aspectos são extremamente importantes.

Requisitos prévios para um diálogo significativo

- Conhecimento e habilidade para usá-lo em benefício do paciente;
- Sensibilidade;
- Sentido de oportunidade na situação interpessoal.

O diálogo significativo é recíproco. Embora se concentre principalmente nas necessidades e nos problemas do paciente, o diálogo é significativo à medida que o(a) profissional for capaz de compartilhar e dar de si mesmo(a) no encontro. Tanto o(a) profissional como o paciente crescem como seres humanos, resultado da experiência de relacionar-se (TRAVELBEE, 1979b).

2.5 TÉCNICAS DE COMUNICAÇÃO

Além de ter conhecimento sobre a natureza do processo de comunicação, o(a) profissional da saúde deve conhecer técnicas de comunicação que poderão ajudá-lo(a) a alcançar os objetivos da relação de pessoa de ajuda. As técnicas de comunicação são métodos utilizados para guiar a comunicação com o paciente, a fim de ajudá-lo a tornar mais claros determinados problemas concretos. As técnicas não são frases mágicas; nem sempre suscitam uma resposta ou o comportamento desejado. São alguns meios que o(a) profissional pode lançar mão para ajudar o paciente (TRAVELBEE, 1979b). Vejamos algumas apresentadas por esta autora:

Estimular o paciente a verbalizar

Estimular o paciente a verbalizar serve para muitos propósitos. A habilidade para verbalizar, em si e por si, pode ajudar o paciente, pois a verbalização também proporciona ao paciente um método para se liberar da tensão e ansiedade, em vez de traduzir esses sentimentos em ações. Pode-se estimular o paciente a verbalizar mediante o uso sensato de algumas das seguintes afirmações ou perguntas:

- Dizia você?
- E depois disso você...
- Continue.
- Conte-me mais sobre...
- E depois, o que aconteceu?

Pode-se também estimular o paciente para que verbalize utilizando meios não verbais, como movimentos da cabeça e mãos que signifiquem "continue" ou "siga falando".

Ajudar o paciente a deixar claro

O(A) enfermeiro(a) ajuda o paciente a deixar claro o sentido, a natureza da mensagem que está transmitindo. Muitas vezes o paciente experimenta dificuldade para dizer claramente o que quer transmitir. Pacientes com transtornos emocionais, principalmente com graus elevados de angústia, têm dificuldade de expressar seus sentimentos, ou mesmo de saber com clareza o que está ocorrendo.

Sugere-se que o(a) profissional interrompa o fluxo de verbalização do paciente cada vez que não compreender o significado da mensagem dele.

Pode utilizar algumas perguntas ou afirmações tais como:

- Não estou compreendendo. Conte-me sobre...
- Não entendo o que disse.
- O que quer dizer?

Ajudar o paciente a se concentrar

Muitos pacientes têm dificuldades para concentrar sua atenção sobre um tema de conversação por um período de tempo determinado e podem mencionar vários temas diferentes dentro de um lapso relativamente breve. A aparente incapacidade para concentração pode ser o resultado de certo nível de ansiedade, ou pode ser também uma defesa contra o envolvimento emocional, ou seja, um desejo consciente de evitar temas inquietantes e permanecer no nível superficial das relações sociais convencionais.

Sugere-se que o(a) profissional interrompa o fluxo de conversação do paciente para fazer perguntas e tente manter o paciente em um tema.

Ajudar o paciente a identificar causa e efeito

A partir do momento que o(a) profissional ajuda o paciente a verbalizar, a deixar mais claro o que disse, ele(a) pode estar ajudando o paciente a identificar o que disse e fez antes, durante e depois de uma experiência. Exemplo: o paciente relata que está se sentindo mal. Pode perguntar-lhe: "Conte-me sobre sentir-se mal".

Ajudar o paciente a perceber a sua participação em uma experiência

Pacientes, principalmente os que sofrem de transtornos emocionais, têm muita dificuldade de perceber sua participação nas experiências da vida. Uma consequência de ajudar o paciente a verbalizar, deixar claro, concentrar-se e identificar causa e efeito é fazê-lo se perceber como um participante ativo nas experiências. O(A) profissional deve ajudá-lo a perceber que é um ser humano que pensa, sente, suscita reações nos demais e afeta o comportamento do outro.

Ouvir/Escutar

Ouvir é uma arte. O(A) profissional que tem cultivado a arte de escutar o paciente está equipado(a) com um elemento terapêutico de grande importância. A forma de escutar terapeuticamente é algo mais ativo. De nenhuma maneira pode ser comparada ao mero silêncio passivo, é algo dinâmico e criativo.

O paciente recebe ajuda para formular e revisar seus pensamentos e verbalizar suas emoções. Ao escutar o paciente, o(a) profissional o coloca no centro das atenções, e isso o faz se sentir mais importante que todos e lhe demonstra que está interessado(a) nele e profundamente consciente de sua dignidade.

Escutar de forma terapêutica é difícil:

- Escutar de forma terapêutica requer uma mente e um afeto sincero.

Permanecer em silêncio

Há um tempo para falar e outro para o silêncio. Deve-se avaliar cada situação cuidadosamente para saber quando há necessidade de se calar. O silêncio, em determinados momentos, comunica mais do que muitas palavras. O(A) profissional deve se dar conta de que o silêncio é um elemento POSITIVO. Não se deve entendê-lo como perda de tempo ou qualificá-lo como hostil ou uma forma de rejeição pelo paciente. Em vez disso, o(a) profissional deve encará-lo de forma positiva, dar-se conta de que, durante o silêncio, o paciente pode estar experimentando um sentimento doloroso e ser incapaz de verbalizá-lo; pode estar reordenando as ideias para expor um problema; pode estar se recuperando do que acaba de dizer ou refletindo sobre o que disse. Pode ainda estar elaborando algo que emergiu através da relação ou da situação, fazendo associações de ideias ou esquematizando conclusões construtivas.

Em resumo, o silêncio positivo pode ser um elemento terapêutico de grande valor.

2.6 A COMUNICAÇÃO NÃO VERBAL

Será dada especial importância à comunicação não verbal, uma vez que ela tem sido pouco enfatizada. Segundo Sinno (*apud* SILVA, 1989), os(as) enfermeiros(as) estão desatentos(as) e desvalorizam a comunicação não verbal emitida continuamente pelo paciente, e que esta poderia facilitar o entendimento do que é verbalizado por ele.

A importância da comunicação não verbal

Silva (1989) cita vários autores que analisam a importância da comunicação não verbal:

- Birdwistell considera que somente 35% do significado social de qualquer interação corresponde às palavras pronunciadas, que o homem é um ser multissensorial, de vez em quando ele verbaliza.

- Carlson e Cooper citam que 1/3 do significado das mensagens é transmitido pela comunicação verbal e 2/3 pela não verbal.

- Davis cita que apesar de uma pessoa ser capaz de falar aproximadamente 150 palavras por minuto, o cérebro é capaz de processar muito mais informações nesse período, e que de 55% a 65% das mensagens recebidas provêm da comunicação não verbal.

- Edwards & Brilhart citam que vários psicólogos sociais, em estudos feitos sobre a comunicação não verbal, estimaram que apenas 7% dos pensamentos (intenções) são transmitidos por palavras, 38% são transmitidos por sinais paralinguísticos (entonação de voz, velocidade como as palavras são ditas) e 55% pelos sinais do corpo.

O que é comunicação não verbal

Segundo Silva (1989, p. 15), todos os autores por ela estudados concordam que a "comunicação não verbal é tudo que pode ter significado para o emissor ou o receptor, exceto as palavras por elas mesmas". Afirma ainda que até o como se fala (diferente de "o que se fala") é considerado sinal não verbal. Também o são os movimentos do corpo (de olhos, gestos), as características físicas (tipo de cabelo, cor da pele, piso), o contato corporal, a distância entre os comunicadores, os artefatos (batom, joias, roupas, perfume), os fatores ambientais (odor, luminosidade, música), entre outros.

Tipos de sinais não verbais

Segundo Silva (1989), citando Edwards & Brilhart, são oito os tipos de sinais não verbais:

- Sinais vocais ou paralinguísticos

Os paralinguísticos são fornecidos pelo ritmo da voz, intensidade, entonação, grunhidos, ruídos vocais de hesitação e por tosses provocadas por tensão. Independentemente dos fonemas que compõem as palavras, os sinais paralinguísticos demonstram sentimentos, as características da personalidade, atitudes, relacionamento interpessoal e autoconceito. Exemplo: a forma de se dizer a palavra "não".

- Ação ou movimentos

São os movimentos visíveis das diferentes partes do corpo, principalmente os das expressões faciais, desde o movimento de olhos, boca e sobrancelhas até a movimentação de braços, pernas, dedos, entre outros. Alguns autores referem que quanto mais encoberto for o sinal (por exemplo, um leve tremor das mãos), mais difícil será encontrá-lo em nível consciente.

- Postura ou ângulo do corpo

É a posição corporal diante de outra pessoa. Exemplo: duas pessoas conversam. Uma está tensa e inclinada para frente e, a outra, recostada confortavelmente.

- O toque

O modo como ele ocorre está relacionado com o espaço pessoal, a pressão exercida na outra pessoa, o ambiente, a cultura dos comunicadores, idade, sexo e as expectativas do relacionamento. O toque tem sido muito enfatizado hoje no cuidado como uma medida terapêutica no relacionamento profissional-paciente.

- O espaço

Os autores referem que o espaço entre os comunicadores pode indicar o tipo de relação que existe entre eles, como, por exemplo a diferença de *status*, papéis preferenciais ou simpatias e relação de poder.

- Objetos e adornos

Muitos são os objetos que servem de sinal. Os autores dão exemplos de como, através dos objetos, mostra-se o autoconceito em relação a joias, roupas, automóvel, tipo de cabelo, e até mesmo tipo de relações, como aliança, anel de graduação, entre outros.

- Tipo de corpo

Estudos relatam que a percepção das diferentes partes do próprio corpo influi no autoconceito e na relação com os outros. Pessoas que sofreram alguma mudança em sua aparência mostram-se menos confiantes e mais ansiosas no relacionamento com os demais.

- Momento e ritmo

A escolha do momento para dizer alguma frase também influi na interpretação da mensagem enviada, além do "intervalo" dado entre as mensagens. Pode-se perceber que todos esses sinais *falam*, comunicam algo sobre a pessoa ou a situação. Um aspecto importante da comunicação não verbal é que ela *só pode ser interpretada no contexto em que ocorreu*, pois o significado da mensagem pode variar muito conforme o contexto, sendo ambígua em muitos momentos. Sendo assim, torna-se importante a análise do processo de percepção da realidade.

O processo de percepção da realidade

Não é possível entender a comunicação sem compreender como ocorre a percepção. A percepção pode ser definida como um processo de reconhecimento da realidade pelos sentidos. Não implica só a estimulação sensorial (visão, audição, gustação, olfato e tato), mas a organização de forças dentro do sistema nervoso, recolocação de experiências passadas e o aparecimento de uma resposta. Resumindo o processo de percepção, tem-se:

Cinco órgãos dos sentidos

+

simbolismos

+

associação

+

produção de significados

Percepção

O conceito de percepção é muito complexo na Psicologia. Será feita uma abordagem muito simples que interessa a este estudo. Cada pessoa se difere entre si por diversas razões, inclusive pelo *significado* diverso que se dá às mesmas coisas que, juntas, se experiencia. Só o próprio indivíduo sabe o que suas experiências – as coisas, as pessoas e os conhecimentos – significam para ele. Ninguém saberá esse significado, a não ser que ele o manifeste.

Nas relações, uma das fontes de mal-entendidos está justamente em supor significados: imaginar que, para todos, as coisas possuem o mesmo significado. Exemplo: você pede um livro emprestado para alguém, e ele se esquece de trazer. Você logo imagina que essa pessoa não quer lhe emprestar o livro. Será? Quando se fala em percepção está se referindo a esse significado próprio, pessoal, que cada indivíduo dá às coisas, pessoas e acontecimentos.

St. Arnaud (*apud* RUDIO, 1984, p. 109) explica que o acontecimento indica "a significação subjetiva que o indivíduo dá ao que se passa em si e em torno de si". Cada percepção é uma espécie de *tradução* subjetiva que o indivíduo faz de elementos da realidade, dando-lhe significados pessoais. Essa "tradução" nem sempre coincide com realidade objetiva. É, porém, com frequência, uma aproximação que serve, de modo mais ou menos adequado, para que se tenha uma visão compreensiva, própria e organizada do mundo em que se vive.

Por isso é sempre importante validar com o paciente as percepções. Somente se pode compreender o comportamento de um indivíduo através da percepção que ele tem das coisas. Tendo por base somente a própria percepção, e não a do outro, jamais se poderá compreender por que age ou reage dessa ou daquela maneira e, no entanto, sempre se é tentado a supor que todos percebem da mesma maneira, e que se quer compreender o outro por meio da própria percepção.

Assim, é importante que em toda interpretação que se faça de uma dada mensagem verbal ou não verbal se considere sempre o contexto em que ocorre, e que a mesma seja *validada com o outro*.

A expressão de sentimento pela linguagem não verbal

Outro aspecto na comunicação que merece ser realçado é a demonstração de sentimentos por meio da linguagem não verbal, pois é muito difícil as pessoas falarem sobre seus sentimentos. Sendo assim, faz-se necessário que o(a) profissional da saúde esteja atento à linguagem corporal do paciente e aprenda a distinguir, dentro de cada contexto, quais são os sentimentos dele.

Muitas pesquisas demonstram que várias partes do corpo, talvez todas, em certa medida, refletem o estado emocional de uma pessoa. Exemplo: o tom de voz trai a emoção.

Silva (1989), ao analisar bibliografias sobre o assunto, cita alguns sentimentos e seus sinais verbais. Estes serão descritos a seguir:

- *Ansiedade* (tensão, preocupação): tremor nas mãos e extremidades; suor na região frontal; colocar os dedos na boca; tamborilar a mesa com os dedos ou balançar um dos pés ou os dois (quanto mais rapidamente se sucedem os golpes, mais impaciente a pessoa está); cruzar os braços apertadamente; cruzar parcialmente os braços; colocar a bolsa na frente do corpo; mudanças frequentes de postura corporal; falar mexendo as mãos ou fazendo rolar um anel; manter aparentemente contraídos os músculos de todo o corpo; crispação de mãos; transpiração nas mãos e nos pés.

- *Atenção* (interesse): mãos no rosto com o indicador levantado, os outros dedos próximos da, ou na, boca e o polegar sob o queixo, olhando para quem fala; cabeça inclinada para um dos lados; o corpo inclinado para frente e uma das mãos sobre o queixo em direção às pessoas ou ao objeto; olhar e inclinar o corpo em direção ao objeto.

- *Desprezo* (desconsideração): mostrar os dentes cerrados; apontar alguém ou algo com o polegar em movimento de vaivém; fechar os olhos enquanto fala com o outro; encolher os ombros e franzir a boca; permanecer com o pescoço e a cabeça em direção contrária a alguém que está ao seu lado.
- *Determinação* (determinismo): dedo indicador em riste, apontando para um alvo determinado; mãos em ogiva frente ao corpo; coçar o queixo antes de uma ação; cruzar as pernas formando o número 4 e mantendo uma delas cruzadas, segurando-a com uma ou as duas mãos; mão atrás da cabeça; olhos nos olhos, aperto de mão firme.
- *Dor* (sofrimento): contração dos músculos faciais e corporais; contração da parte dolorida (contração aparente dos músculos afetados) e fisionomia fechada; suor frio; choro; ficar calado; tocar constantemente uma parte do corpo.
- *Dúvida* (hesitação, incerteza): encolher os ombros, mostrar as palmas das mãos e erguer as sobrancelhas; queixo para baixo, braços próximos ao corpo e erguer os ombros; coçar o pescoço ou a orelha; colocar um objeto na boca (lápis, óculos); esfregar o nariz, lábios em bico; ruídos vocais de hesitação como "ah, hei, hum"; pigarrear; risos amarelos; permanecer em silêncio.
- *Indignação* (revolta contra algo): segurar com uma mão o punho ou o braço, por trás do próprio corpo; olhar de lado, com a testa e sobrancelhas franzidas e comissuras da boca voltadas para baixo.
- *Medo* (inquietação frente a um perigo ou uma ameaça): colocar um objeto sua na frente, entre você e a outra pessoa; cruzar os braços em frente ao peito, ou cruzar as pernas; tremor em mãos, braços e pernas; inclinar-se para trás com as mãos sobre o peito; suor; aumento da frequência respiratória; gritar; cochichar, palidez; arregalar os olhos e contrair as pálpebras.
- *Resignação* (aquiescência): pouca movimentação corporal; palmas das mãos voltadas para cima (expostas) e "encolher" os ombros; cruzar os dedos das mãos sobre o colo ou frente ao peito, riso.
- *Satisfação* (alegria, contentamento): sorriso; esfregar as mãos uma na outra repetidas vezes; dilatação das pupilas (quando se olha nos olhos da outra pessoa se está inconstantemente checando o grau de dilatação da pupila); olhar brilhante.
- *Surpresa* (sobressalto): erguer a sobrancelha, aumentar a abertura dos olhos e entreabrir a boca; músculos aparentemente contraídos, assovio agudo.
- *Tristeza* (desgosto, pesar): testa franzida; mover os cantos da boca para baixo; "olhar cabisbaixo" e poucos movimentos corporais; chorar; hipotonia muscular generalizada.

- *Vergonha* (humilhação): olhar para o chão, com fisionomia fechada (sem sorriso); rubor nas faces, queixo para baixo; coçar um dos olhos, desviando para baixo a visão do outro olho; tapar os olhos parcialmente com as mãos; desviar o olhar.

Pode-se concluir que é necessário estar atento à comunicação não verbal não somente do paciente, mas à própria, pois ela é muito importante no processo da relação profissional-paciente.

Pode-se afirmar que se o(a) profissional da saúde estiver atento(a) à comunicação não verbal, sua e do paciente. Assim, o problema da coerência nas mensagens enviadas e mesmo a dificuldade de o paciente expor seus problemas e dúvidas de forma verbal serão facilmente resolvidos.

3. INSTRUMENTOS DE AVALIAÇÃO DA FAMÍLIA

O novo modelo de atenção à saúde mental enfatiza a inclusão da família no processo de cuidado, e para isso se faz necessário utilizar instrumentos para sua avaliação. As famílias são formadas por indivíduos, mas o foco de uma avaliação familiar concentra-se menos nas pessoas e mais na interação entre todos os seus membros (WRIGHT & LEAHEY, 2002).

Instrumentos sistematizados podem ajudar a avaliar os relacionamentos e a dinâmica familiar oferecendo subsídios para formular o planejamento do cuidado que promoverá a saúde da família (FILIZOLA et al., 2004).

Entre os instrumentos utilizados para avaliar essas dimensões da família existem o genograma e o ecomapa, os quais serão abordados neste capítulo. O genograma e o ecomapa são instrumentos de fácil utilização, sendo necessário apenas um papel e uma caneta.

Nascimento, Rocha & Hayes (2005) afirmam que esses instrumentos mostram de forma objetiva as relações intra e extrafamiliares; permitem discutir e evidenciar opções de mudanças na família e características intrínsecas de cada membro.

Primeiramente será feita uma breve descrição do genograma e do ecomapa e, em seguida, para exemplificar a construção deles junto com as famílias, será apresentada uma história construída a partir de um trabalho realizado com uma família. Ao final do capítulo encontra-se um roteiro de entrevista como sugestão para facilitar a entrevista e a construção do genograma e do ecomapa com a família (TAGLIAFERRO & FILIZOLA, 2006).

3.1 GENOGRAMA

O genograma consiste na representação gráfica de informações sobre a família e, à medida que vai sendo construído, evidencia a dinâmica familiar e as relações entre seus membros. É um instrumento padronizado, no qual símbolos e códigos podem ser interpretados como uma linguagem comum aos interessados em visualizar e acompanhar a história familiar e os relacionamentos entre seus membros (NASCIMENTO, ROCHA & HAYES, 2005).

Esse instrumento é similar à árvore genealógica e proporciona uma representação visual da origem dos indivíduos, da estrutura e da dinâmica familiar. Deve conter dados sobre nomes e idades de todos os membros da família, datas de nascimentos, casamentos, separações, divórcios, mortes, abortos e outros acontecimentos significativos, ocupações, doenças e as relações entre os membros da família, além de incluir aspectos genéticos, médicos, sociais, comportamentais e culturais da família (NASCIMENTO, ROCHA & HAYES, 2005; WENDT & CREPALDI, 2007).

Ele consiste ainda em responder às seguintes questões: Como acontece o relacionamento entre os membros da família? Quem se relaciona melhor com quem dentro da família? São desenhadas linhas entre os familiares para indicar a natureza dos vínculos afetivos existentes. Linhas retas indicam fortes vínculos, linhas pontilhadas indicam vínculos frágeis e linhas cortadas, relações estressantes. As setas podem ser desenhadas ao longo das linhas para indicar a relação recíproca e o fluxo de energia (WRIGHT & LEAHEY, 2002).

Tais dados denotam a estrutura da família e podem se configurar como indícios do funcionamento e da dinâmica das mesmas (NASCIMENTO, ROCHA & HAYES, 2005; WENDT & CREPALDI, 2007).

Na terapia e no aconselhamento familiar, o genograma é utilizado como um instrumento para engajar a família, destravar o sistema, rever dificuldades familiares, verificar a composição familiar, clarificar os padrões relacionais familiares e identificar a família extensa (WENDT & CREPALDI, 2007).

O genograma também traz dados sobre processos, barreiras e padrões de comunicação interpessoais e a interdependência entre os membros (OLSEN, DUDLEY-BROWN & McMULLEN, 2004; DINIZ et al., 2010).

A aplicação do genograma em saúde da família é extensa. Este pode ser utilizado como instrumento importante na caracterização e no cadastramento dos grupos familiares na Estratégia de Saúde de Família (ESF), com vistas ao trabalho de promoção à saúde da comunidade e prevenção de agravos (WENDT & CREPALDI, 2007).

Atualmente, o genograma tem sido difundido como um instrumento científico para coleta de dados, especificamente em pesquisas qualitativas com famílias. Sua utilização tem se mostrado adequada para a pesquisa com famílias em diferentes fases de transição, em processos psicoterapêuticos, em famílias de crianças acometidas por doenças crônicas, famílias de idosos, famílias de usuários com transtorno mental, famílias de adultos com câncer, entre outras (FILIZOLA et al., 2004; WENDT & CREPALDI, 2007).

Ele pode ser utilizado para levantar reflexões acerca de um problema presente, o que facilita discussões sobre possíveis intervenções que podem ser úteis. Além disso, apresenta algumas vantagens, como a possibilidade de observar e analisar barreiras e padrões de comunicação entre as pessoas, explorar aspectos emocionais e comportamentais em um contexto de várias gerações, auxiliar os membros da família a identificarem aspectos comuns e únicos de cada um deles, discutir e evidenciar opções de mudanças na família e prevenir o isolamento de um membro da família, independentemente da estrutura familiar (NASCIMENTO, ROCHA & HAYES, 2005).

Ainda demonstrou-se adequado para utilização em estudos que englobam a dinâmica e estrutura das famílias. Ressalta-se que, diferente de outras entrevistas, a entrevista de confecção do genograma não deve seguir uma ordem previamente estabelecida, mas a ordem proposta por cada família.

De acordo com o Wright & Leahey (2002), o momento apropriado para sua aplicação é na primeira entrevista com a família, ou seja, no primeiro contato, e deve ocorrer em um processo de conversa, em que as informações vão sendo coletadas de acordo com o significado que elas têm para cada um.

Por esse motivo, sugere-se que a confecção do genograma, ou seja, o desenho da estrutura familiar e os seus respectivos símbolos, incluindo os padrões relacionais, seja realizada junto com os informantes. Assim, eles podem corrigir possíveis mal-entendidos e incrementar informações (WENDT & CREPALDI, 2007).

De acordo com Wright & Leahey (2002), na construção do genograma os membros são colocados em séries horizontais, que significam linhagens de geração, e são levantadas até três gerações de cada família. Antes de iniciar, o entrevistador explica aos membros da família o motivo da realização desse instrumento e, depois, indaga sobre "quem faz parte da família?". O nome e a idade das pessoas devem ser colocados dentro do quadrado ou círculo e, do lado de fora, são anotados os outros aspectos já citados anteriormente (acontecimentos significativos, ocupações, doenças).

Os símbolos de genograma (Figura 1) utilizados neste capítulo seguem o referencial de McGoldrick, Gerson & Shellenberger (1999).

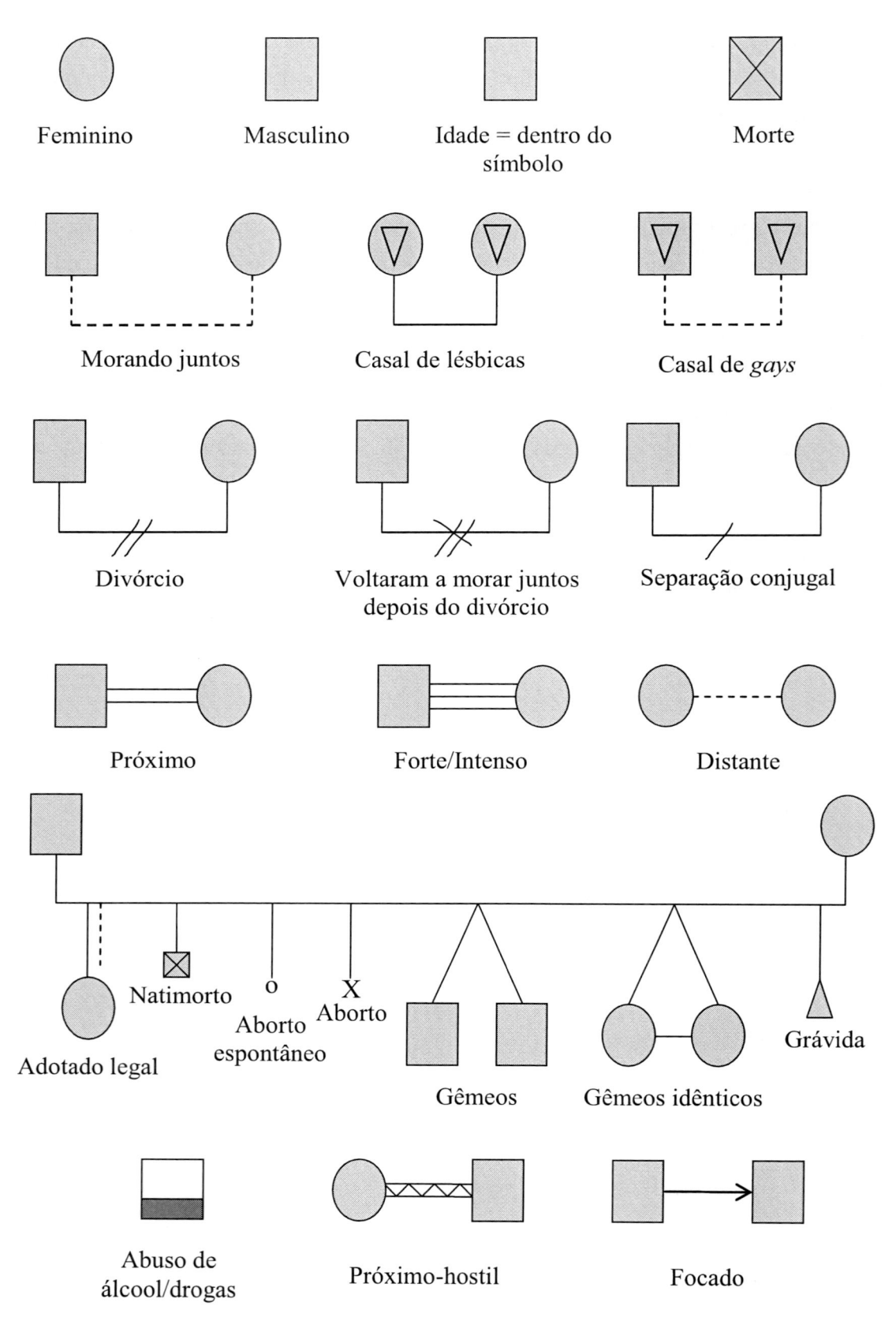

Figura 1 Símbolos do genograma baseado em McGoldrick, Gerson & Shellenberger (1999).

Abaixo, um modelo de genograma (Figura 2).

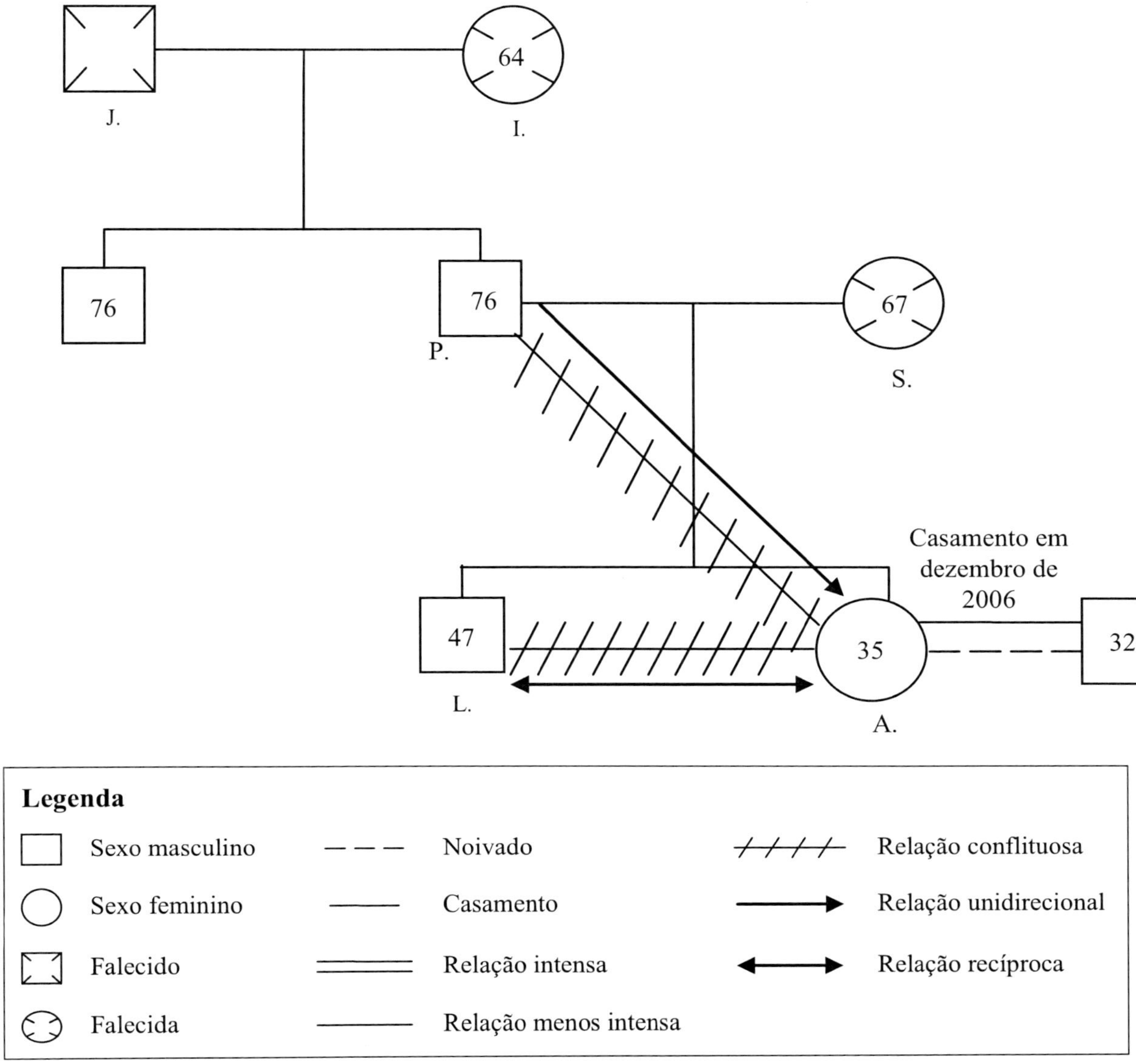

Legenda

☐	Sexo masculino	- - -	Noivado	/////	Relação conflituosa
○	Sexo feminino	────	Casamento	⟶	Relação unidirecional
⊠	Falecido	═══	Relação intensa	⟷	Relação recíproca
⊘	Falecida	────	Relação menos intensa		

Figura 2 Exemplo de genograma (TAGLIAFERRO & FILIZOLA, 2006).

3.2 ECOPAMA

O ecomapa é um diagrama das relações entre família e sistemas mais amplos que ajuda a avaliar os apoios e suportes disponíveis e sua utilização pela família (ROCHA et al., 2002). Pode representar a presença ou ausência de recursos sociais, culturais e econômicos, sendo, eminentemente, o retrato de um determinado momento na vida dos membros da família.

O valor primário desse instrumento é o impacto visual, e sua construção busca identificar como é o relacionamento da família com pessoas, grupos ou instituições como escolas, serviços de saúde e comunidades religiosas (WRIGHT & LEAHEY, 2002).

O genograma é colocado em um círculo interno ou central, onde são considerados a família ou os membros desta. Os círculos externos ao genograma representam pessoas, órgãos, instituições no contexto familiar. O tamanho do círculo não representa intensidade, por isso não é importante. Para representar a natureza dos vínculos, linhas são desenhadas entre a família e os círculos externos: linhas retas indicam fortes vínculos; linhas pontilhadas indicam vínculos tênues; e linhas cortadas representam relações estressantes, e quanto mais forte/grossa ou dupla for a linha, mais intenso é o vínculo afetivo (WRIGHT & LEAHEY, 2002).

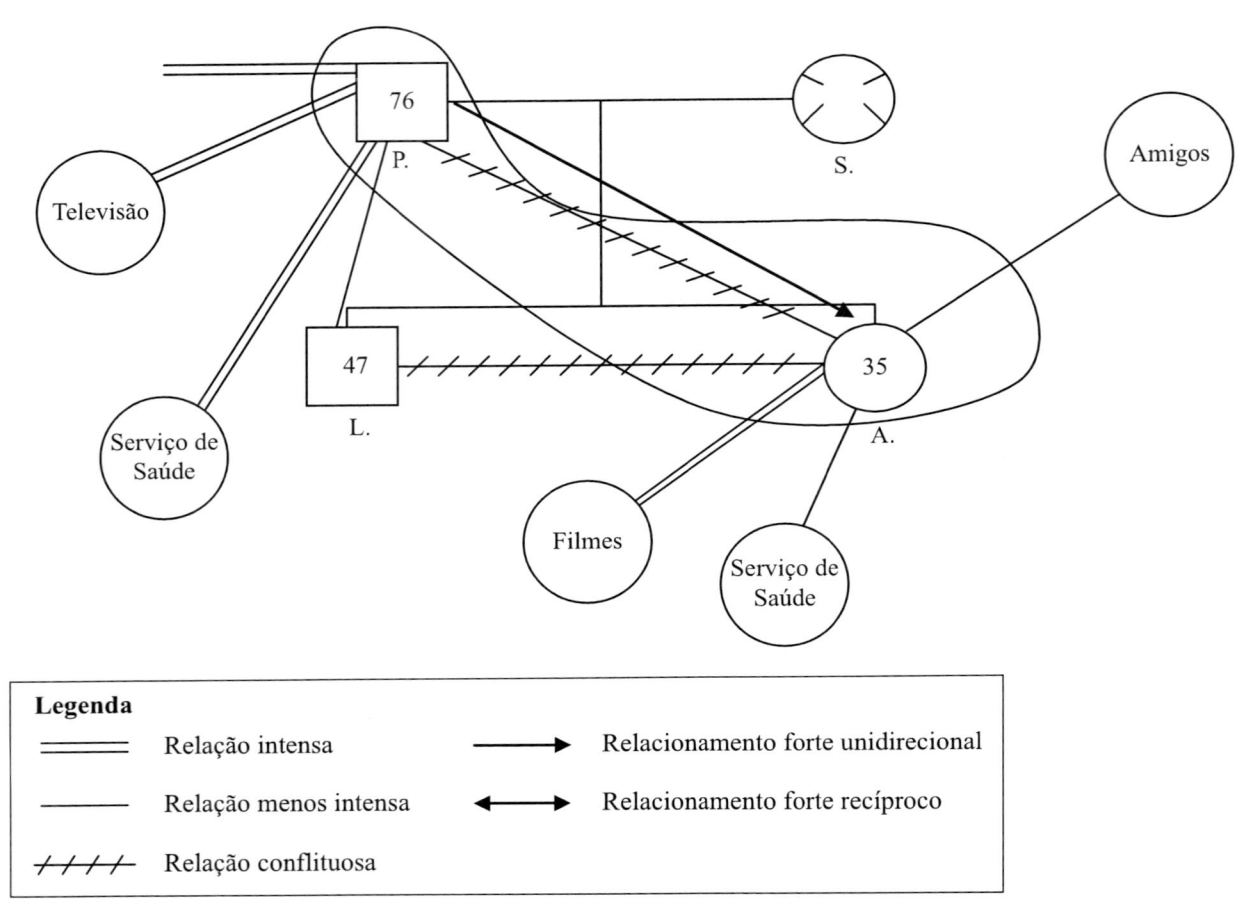

Figura 3 Exemplo de ecomapa (TAGLIAFERRO & FILIZOLA, 2006).

3.3 EXEMPLIFICANDO A CONSTRUÇÃO DO GENOGRAMA E ECOMAPA

O genograma e o ecomapa podem ser feitos dentro do mesmo desenho. Para melhor compreensão, colocam-se no exemplo a seguir os instrumentos em desenhos separados e as relações e os vínculos existentes entre os membros da família apenas no ecomapa.

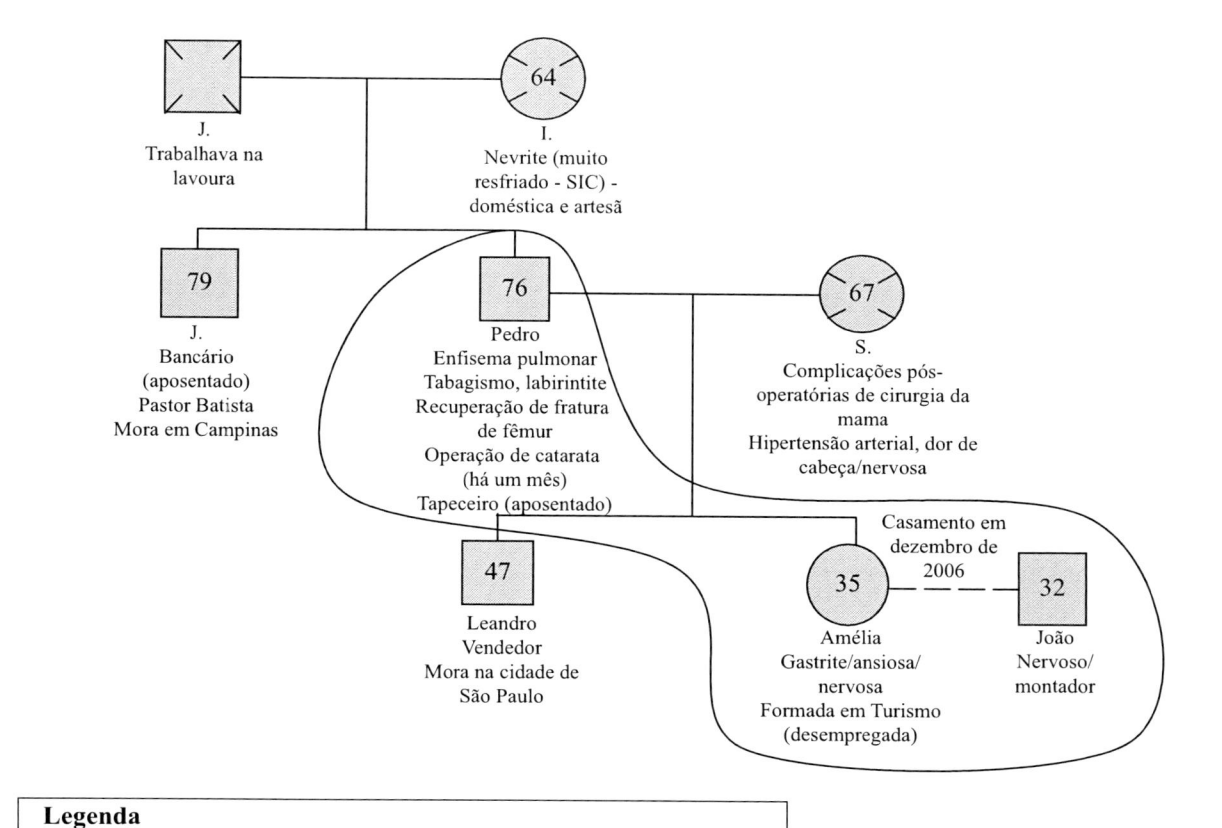

A relação enfermeiro-paciente e instrumentos para coleta de dados 37

J.
Trabalhava na lavoura

I. 64
Nevrite (muito resfriado - SIC) - doméstica e artesã

79 **J.**
Bancário (aposentado)
Pastor Batista
Mora em Campinas

76 **Pedro**
Enfisema pulmonar
Tabagismo, labirintite
Recuperação de fratura de fêmur
Operação de catarata (há um mês)
Tapeceiro (aposentado)

67 **S.**
Complicações pós-operatórias de cirurgia da mama
Hipertensão arterial, dor de cabeça/nervosa

47 **Leandro**
Vendedor
Mora na cidade de São Paulo

Casamento em dezembro de 2006

35 **Amélia**
Gastrite/ansiosa/nervosa
Formada em Turismo (desempregada)

32 **João**
Nervoso/montador

Legenda

▪ Sexo masculino   ⊠ Falecido   - - - Noivado
● Sexo feminino   ⊗ Falecida   ——— Casamento

Ecomapa: família de Pedro e sua filha Amélia.

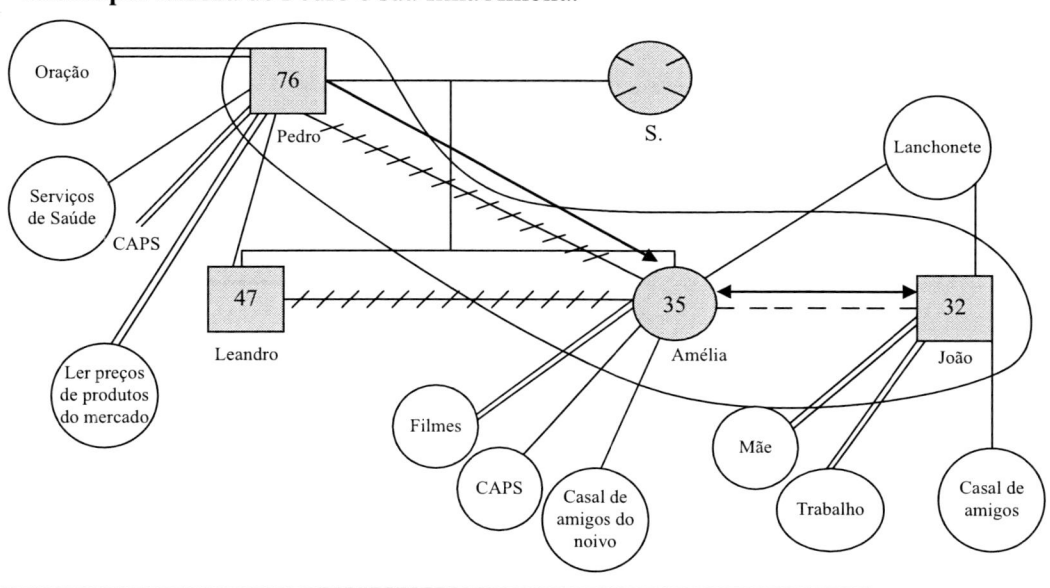

- Oração
- Serviços de Saúde
- CAPS
- Ler preços de produtos do mercado
- 76 Pedro
- S.
- Lanchonete
- 47 Leandro
- 35 Amélia
- 32 João
- Filmes
- CAPS
- Casal de amigos do noivo
- Mãe
- Trabalho
- Casal de amigos

Legenda

═══ Relação intensa   ⟶ Relacionamento forte unidirecional
——— Relação menos intensa ⟷ Relacionamento forte recíproco
//// Relação conflituosa

A família de Pedro

Pedro (76) era casado com S. (falecida) e tiveram dois filhos: Leandro (47) e Amélia (35). É aposentado, nasceu na cidade de Jacarezinho (PR), relatou ter morado em várias cidades e disse parecer ter "vida de cigano". Sofre de algumas patologias como enfisema pulmonar, tabagismo, labirintite e, segundo Amélia, faz uso de álcool há muito tempo. Realizou uma cirurgia de fêmur, pois sofreu uma queda ao estar alcoolizado e também uma operação de catarata nos dois olhos. Foi tapeceiro na maior parte da vida, cessando sua vida ativa a partir da queda.

S. passou parte da sua vida trabalhando em uma fábrica de tecido, sofria de algumas patologias como hipertensão arterial, dor de cabeça e era muito nervosa. Realizou uma cirurgia de mama e teve complicações pós-operatórias, o que provocou seu adoecimento e ocasionou o falecimento.

Leandro mora em São Paulo e trabalha como vendedor. Amélia é formada em turismo, mas está desempregada. Sofre de gastrite, é ansiosa e referiu ser uma pessoa muito nervosa. É noiva de João (32) e o casamento está marcado para dezembro. O casal é amasiado e mora com Pedro em uma casa alugada, com seis cômodos e em boas condições de higiene, sendo que Pedro tem seu próprio quarto com banheiro.

Amélia e seu pai mudaram-se recentemente de São Paulo para Campinas, pois João é natural desta cidade e, dessa forma, seria mais fácil encontrar emprego, e também porque ela não se relacionava bem com seu irmão, Leandro.

João é montador de uma empresa e, segundo Amélia, também é nervoso. O relacionamento dele com a mãe é intenso e seu trabalho é importante. A família vive da renda de Pedro e João.

Pedro disse gostar de ir ao Centro de Atenção Psicossocial (CAPS), pois o tempo passa depressa e que fez amigos, referiu gostar também dos médicos do Centro de Atenção Integral à Saúde (CAIS) onde esteve internado no início do ano, de assistir à televisão (jornais), de fazer oração e de ler preços de produtos em folhetos de mercado. Observa-se que sua condição atual é muito vulnerável e chama atenção o fato de agradecer por tudo o que fazem por ele, até mesmo pela mínima atenção dispensada.

Amélia apresenta relação intensa com seu noivo e disse gostar de filmes de terror. Em relação a seu pai, demonstra não ter paciência, acredita que ele esteja "louco" e demonstra ter vontade de se desligar de Pedro por meio da internação, mas deixa bem explícito que não quer abrir mão da renda da aposentadoria dele, uma vez que depende disso.

João e Amélia gostam de ir a lanchonetes e de sair com um casal de amigos. A primeira entrevista ocorreu na residência da família com a presença de Amélia e Pedro.

A relação de Pedro com a filha é forte, assim como com o genro, mas com o filho é estreita, já que não há contato entre ambos. Amélia apresenta relação conflituosa com o pai e com o irmão Leandro, sendo esta recíproca, e relacionamento forte com o noivo. João se relaciona bem com Pedro e apresenta forte relação com sua mãe e noiva.

3.4 CONSIDERAÇÕES FINAIS

Constata-se que tanto o genograma como o ecomapa se constituem em instrumentos de grande valia para o trabalho da enfermagem, uma vez que trazem dados ricos para que se possa intervir de acordo com a necessidade de cada família, e também são importantes para serem utilizados em qualquer ambiente de cuidado à saúde por profissionais que estejam capacitados para construí-los.

3.5 ROTEIRO PARA AVALIAÇÃO DA FAMÍLIA (A SER PREENCHIDO POR MEIO DE DADOS DA ENTREVISTA E DA OBSERVAÇÃO)

Data da entrevista:　　　　Horário de início:　　　　Horário de término:
Nome do entrevistador:
Nome dos participantes da entrevista:
Local onde a entrevista foi realizada:
Motivo da visita:

Questões do genograma e ecomapa

Quem faz parte da família? Caracterizar cada membro da família quanto a:
Nome:　　　　Idade atual:　　　　Estado civil:
Ocupação:　　　　Renda:　　　　Nível de instrução:
Doenças físicas e/ou psíquicas e estado de saúde:
Observação: confeccionar o genograma à medida que responder a estas questões.

Contexto de vida da família (Como é o ambiente da família em termos de relacionamento com diferentes sistemas)

- Moradia (própria/alugada, número de cômodos, condições de higiene); vizinhos (relação).
- O que a família faz normalmente? O que faz parte da rotina da família? (lazer, religião, trabalho). Quais os recursos da comunidade que conhece? Quais recursos a família utiliza e com que frequência?

Investigando o processo saúde-doença

1. Quais problemas a família tem enfrentado atualmente?
2. Com relação à pessoa com transtorno mental, quando se iniciou o problema? Como se desenvolveu o problema com o passar do tempo? Como a família entende o que sabe sobre o diagnóstico? Perguntar: o que disseram sobre o problema dele(a)? Como você vê?
3. Como é isso para vocês? O que agrava o problema? O que alivia o problema?

4. Quais as dificuldades em relação ao problema dessa pessoa?
5. Como vocês lidam com essas dificuldades?
6. Quem mais ajuda a família nessa situação?
7. Como tem sido as relações familiares com o aparecimento dessa situação?
8. Quem cuida dessa pessoa? (Que cuidados precisa com relação às atividades básicas e instrumentais da vida diária, como higiene, alimentação, locomoção, etc.).
9. Toma medicação? Quais medicamentos está tomando? A família tem dúvidas em relação à medicação?
10. Quais recursos da comunidade a família utiliza para ajudar a resolver o problema que enfrenta?
11. O que você espera dos serviços de saúde que utiliza?

Ao final da entrevista, o entrevistador deverá responder às seguintes questões

1. Quais as condições de vulnerabilidade dessa família?
2. Quais os recursos potenciais de que a família dispõe para o enfrentamento dessas condições?

4. ROTEIRO DE ESTUDO DE CASO

4.1 DADOS DE IDENTIFICAÇÃO

Nome (iniciais):   Idade: Sexo: Estado civil:
Religião: Cor:
Grau de instrução:
Profissão ou ocupação:
Residência:

4.2 HISTÓRIA DE VIDA, EXAME PSÍQUICO, HIPÓTESE DIAGNÓSTICA E MODALIDADES TERAPÊUTICAS

- **História do problema atual**: Razão porque procurou ajuda psiquiátrica. Poderá perguntar, por exemplo: "Por que você faz tratamento no CAPS?". Procure não fazer sugestões. Deixe o paciente falar o mais livremente possível. Ao descrever o relato do usuário, sempre que possível, use as próprias palavras do indivíduo. Assinale as datas e cronologia do aparecimento dos sintomas e problemas nas relações apresentados por ele e descreva a evolução dos mesmos. Descreva ainda os tratamentos eventualmente realizados. Atenção aos fatores sociais que eventualmente tenham representado um papel importante no desencadeamento do problema.

- **O paciente e a família**: Estrutura e relações internas da família e desta com o contexto coletadas através da aplicação do roteiro de estudo com a família (incluir genograma e ecomapa).

- **Antecedentes pessoais**
  1. Desenvolvimento inicial
  2. Comportamento durante a infância
  3. Escolaridade – conduta na escola
  4. História de trabalho: ocupações anteriores e atuais; interesses e perspectivas futuras
  5. Adolescência (atitude em relação a crescimento, companheiros, família e autoridade, comportamento rebelde, ingestão de drogas, período de depressão ou isolamento, etc.)
  6. Antecedentes sexuais: (idade do início da puberdade, companheiros, menarca, reações, fantasias, atitudes homo e heterossexuais, distúrbios da sexualidade, técnicas anticoncepcionais, satisfação, etc.)

7. Antecedentes conjugais (número e duração de namoros, noivados, casamentos, idade, etc., mortes dos cônjuges, divórcios ou separações)
8. Filhos (lista cronológica das gravidezes, incluindo aborto. Atitudes em relação aos filhos, etc.)
9. Antecedentes psíquicos (incluindo internações em hospitais psiquiátricos)
10. Uso e abuso de álcool, fumo e outras drogas
11. Comportamento antissocial

- **Exame psíquico (fazer um relatório descritivo)**
    1. Aparência
        - Descuidado, despenteado
        - Trajes em desalinho, sujos
        - Trajes atípicos
        - Características físicas incomuns

    2. Postura
        - Flácida
        - Rígida
        - Inadequada, bizarra

    3. Movimentação
        - Aumentada, acelerada, inquieta
        - Agitação psicomotora
        - Diminuída, lentificada
        - Estuporosa

    4. Nível de consciência
        - Sonolência, torpor, coma
        - Turvação da consciência
        - Estreitamento, estado crepuscular

    5. Estado cognitivo (atenção, memória, orientação e inteligência)
        - Desorientação em relação a si mesmo
        - Desorientação em relação ao espaço

- Desorientação em relação ao tempo
- Diminuição da atenção espontânea
- Diminuição da concentração
- Diminuição da memória de fixação
- Diminuição da memória de evocação
- Deficiência intelectual

6. Fala/discurso
   - Mutismo
   - Lentificação, diminuição do discurso
   - Aceleração, aumento, fuga de ideias
   - Desagregação, bloqueios
   - Incoerência, falta de objetividade
   - Perseverações, confabulações

7. Pensamento
   - Fobias
   - Obsessividade, compulsividade
   - Ideação ou atos suicidas
   - Delírios (persecutórios, de grandeza)

8. Senso-percepção
   - Ilusões
   - Alucinações (visuais, auditivas)

9. Afetividade
   - Humor deprimido
   - Humor exaltado
   - Embotamento afetivo
   - Ansiedade, medo, ambivalência
   - Raiva, hostilidade
   - Labilidade afetiva
   - Inadequação afetiva

10. Juízo crítico
    – Em relação à doença

11. Atitudes diante do entrevistador
    – Dominação
    – Submissão
    – Indiferença
    – Hostilidade
    – Desconfiança
    – Inadequação
    – Cooperação

- Hipótese diagnóstica/CID Principal_____ CID Secundário_____

- Estudo sobre as modalidades terapêuticas que foram propostas para os usuários que participam (medicamentosa, psicoterapia, oficinas terapêuticas)

Modalidades terapêuticas	Recomendações	Avaliação
1. Medicamentosa: Quais as classes de medicamentos indicados para o quadro desse usuário. Cite um nome de cada classe de medicamento, dosagem, via de administração e dose distribuída nas 24 horas (consulte informações dadas na teoria). 2. Quais as outras atividades que o usuário participa no serviço e na comunidade: Assembleias/reuniões; Psicoterapia: tipo e número de sessões semanais; Oficina terapêutica; Atividades recreativas; Trabalho. 3. Família: como acontece a participação desta.	Recomendações gerais para o cuidado ao usuário submetido ao tratamento medicamentoso indicado. Recomendações específicas para esse usuário.	Avaliar: – o efeito desejado; – os efeitos colaterais; – a reação do usuário ao tratamento medicamentoso. Em relação às demais modalidades terapêuticas/de atividades, avaliar como tem sido a participação do usuário.

4.3 PROJETO TERAPÊUTICO PARA O USUÁRIO

De posse da história de vida, do exame psíquico, da hipótese diagnóstica, de alguns dados sobre a família e de sua relação com o usuário e da avaliação da participação nas modalidades terapêuticas, elabore um projeto terapêutico para esse usuário contendo:

Problemas em ordem de prioridade	Objetivos a serem alcançados	Estratégias

4.4 ESTUDO FINAL

- Identifique o diagnóstico do paciente.
- Faça um paralelo entre os sintomas apresentados pelo usuário e o diagnóstico (quadro teórico).
- Destaque as dificuldades que você enfrentou no cuidado prestado ao usuário.
- Avalie o seu relacionamento com o usuário considerando sua utilidade para ele, para você e sua aplicabilidade na sua vida profissional futura.
- Faça um levantamento de todos os problemas decorrentes ou não da sintomatologia que um usuário com quadro/comportamento/problemas identificados pode acarretar (para o serviço, a enfermagem, a família e a comunidade).
- Descreva as mudanças ocorridas no seu comportamento em relação à pessoa com transtorno mental e ao modelo de cuidado que conheceu.
- Dê sugestões para melhorar o estudo aprofundado de um caso de usuários de saúde mental.

5. ANEXO

5.1 PORTARIA Nº 1.820/09 – DISPÕE SOBRE OS DIREITOS E DEVERES DOS USUÁRIOS DA SAÚDE

DIÁRIO OFICIAL DA UNIÃO
República Federativa do Brasil — Imprensa Nacional

Portaria nº 1.820, de 13 de agosto de 2009

Dispõe sobre os direitos e deveres dos usuários da saúde.

O MINISTRO DE ESTADO DA SAÚDE, no uso das atribuições previstas no inciso II do parágrafo único do artigo 87 da Constituição,

Considerando os artigos 6º e 196 da Constituição Federal;

Considerando a Lei nº 8.080, de 19 de setembro de 1990, que dispõe sobre as condições para a promoção, a proteção e a recuperação da saúde a organização e funcionamento dos serviços correspondentes;

Considerando a Política Nacional de Humanização da Atenção e da Gestão do SUS, de 2003, do Ministério da Saúde;

Considerando a Política Nacional de Gestão Estratégica e Participativa no SUS, de 2007, do Ministério da Saúde, resolve:

Art. 1º Dispor sobre os direitos e deveres dos usuários da saúde nos termos da legislação vigente.

Art. 2º Toda pessoa tem direito ao acesso a bens e serviços ordenados e organizados para garantia da promoção, prevenção, proteção, tratamento e recuperação da saúde.

§ 1º O acesso será preferencialmente nos serviços de Atenção Básica integrados por centros de saúde, postos de saúde, unidades de saúde da família e unidades básicas de saúde ou similares mais próximos de sua casa.

§ 2º Nas situações de urgência/emergência, qualquer serviço de saúde deve receber e cuidar da pessoa bem como encaminhá-la para outro serviço no caso de necessidade.

§ 3º Em caso de risco de vida ou lesão grave, deverá ser assegurada a remoção do usuário, em tempo hábil e em condições seguras para um serviço de saúde com capacidade para resolver seu tipo de problema.

§ 4º O encaminhamento às especialidades e aos hospitais, pela Atenção Básica, será estabelecido em função da necessidade de saúde e indicação clínica, levando-se em conta a gravidade do problema a ser analisado pelas centrais de regulação.

§ 5º Quando houver alguma dificuldade temporária para atender as pessoas é da responsabilidade da direção e da equipe do serviço, acolher, dar informações claras e encaminhá-las sem discriminação e privilégios.

Art. 3º Toda pessoa tem direito ao tratamento adequado e no tempo certo para resolver o seu problema de saúde.

Parágrafo único. É direito da pessoa ter atendimento adequado, com qualidade, no tempo certo e com garantia de continuidade do tratamento, para isso deve ser assegurado:

I - Atendimento ágil, com tecnologia apropriada, por equipe multiprofissional capacitada e com condições adequadas de atendimento;

II - Informações sobre o seu estado de saúde, de maneira clara, objetiva, respeitosa, compreensível quanto a:

a) possíveis diagnósticos;

b) diagnósticos confirmados;

c) tipos, justificativas e riscos dos exames solicitados;

d) resultados dos exames realizados;

e) objetivos, riscos e benefícios de procedimentos diagnósticos, cirúrgicos, preventivos ou de tratamento;

f) duração prevista do tratamento proposto;

g) quanto a procedimentos diagnósticos e tratamentos invasivos ou cirúrgicos;

h) a necessidade ou não de anestesia, seu tipo e duração;

i) partes do corpo afetadas pelos procedimentos, instrumental a ser utilizado, efeitos colaterais, riscos ou consequências indesejáveis;

j) duração prevista dos procedimentos e tempo de recuperação;

k) evolução provável do problema de saúde;

l) informações sobre o custo das intervenções das quais a pessoa se beneficiou;

m) outras informações que forem necessárias;

III - Toda pessoa tem o direito de decidir se seus familiares e acompanhantes deverão ser informados sobre seu estado de saúde;

IV - Registro atualizado e legível no prontuário, das seguintes informações:

a) motivo do atendimento e/ou internação;

b) dados de observação e da evolução clínica;

c) prescrição terapêutica;

d) avaliações dos profissionais da equipe;

e) procedimentos e cuidados de enfermagem;

f) quando for o caso, procedimentos cirúrgicos e anestésicos, odontológicos, resultados de exames complementares laboratoriais e radiológicos;

g) a quantidade de sangue recebida e dados que garantam a qualidade do sangue, como origem, sorologias efetuadas e prazo de validade;

h) identificação do responsável pelas anotações;

i) outras informações que se fizerem necessárias;

V - O acesso à anestesia em todas as situações em que for indicada, bem como a medicações e procedimentos que possam aliviar a dor e o sofrimento;

VI - O recebimento das receitas e prescrições terapêuticas deve conter:

a) o nome genérico das substâncias prescritas;

b) clara indicação da dose e do modo de usar;

c) escrita impressa, datilografada, digitada, ou em caligrafia legível;

d) textos sem códigos ou abreviaturas;

e) o nome legível do profissional e seu número de registro no conselho profissional;

f) a assinatura do profissional e a data;

VII - Recebimento, quando prescritos, dos medicamentos que compõem a farmácia básica e, nos casos de necessidade de medicamentos de alto custo deve ser garantido o acesso conforme protocolos e normas do Ministério da Saúde;

VIII - O acesso à continuidade da atenção no domicílio, quando pertinente, com estímulo e orientação ao autocuidado que fortaleça sua autonomia e a garantia de acompanhamento em qualquer serviço que for necessário;

IX - O encaminhamento para outros serviços de saúde deve ser por meio de um documento que contenha:

a) caligrafia legível, datilografada, digitada ou por meio eletrônico;

b) resumo da história clínica, possíveis diagnósticos, tratamento realizado, evolução e o motivo do encaminhamento;

c) linguagem clara evitando códigos ou abreviaturas;

d) nome legível do profissional e seu número de registro no conselho profissional, assinado e datado;

e) identificação da unidade de saúde que recebeu a pessoa, assim como da Unidade que está sendo encaminhada.

Art. 4º Toda pessoa tem direito ao atendimento humanizado e acolhedor, realizado por profissionais qualificados, em ambiente limpo, confortável e acessível a todos.

Parágrafo único. É direito da pessoa, na rede de serviços de saúde, ter atendimento humanizado, acolhedor, livre de qualquer discriminação, restrição ou negação em virtude de idade, raça, cor, etnia, religião, orientação sexual, identidade de gênero, condições econômicas ou sociais, estado de saúde, de anomalia, patologia ou deficiência, garantindo-lhe:

I - Identificação pelo nome e sobrenome civil, devendo existir em todo documento do usuário e usuária um campo para se registrar o nome social, independente do registro civil sendo assegurado o uso do nome de preferência, não podendo ser identificado por número, nome ou código da doença ou outras formas desrespeitosas ou preconceituosas;

II - A identificação dos profissionais, por crachás visíveis, legíveis e/ou por outras formas de identificação de fácil percepção;

III - Nas consultas, nos procedimentos diagnósticos, preventivos, cirúrgicos, terapêuticos e internações, o seguinte:

a) a integridade física;

b) a privacidade e ao conforto;

c) a individualidade;

d) aos seus valores éticos, culturais e religiosos;

e) a confidencialidade de toda e qualquer informação pessoal;

f) a segurança do procedimento;

g) o bem-estar psíquico e emocional;

IV - O atendimento agendado nos serviços de saúde, preferencialmente com hora marcada;

V - O direito a acompanhante, pessoa de sua livre escolha, nas consultas e exames;

VI - O direito a acompanhante, nos casos de internação, nos casos previstos em lei, assim como naqueles em que a autonomia da pessoa estiver comprometida;

VII - O direito a visita diária não inferior a duas horas, preferencialmente aberta em todas as unidades de internação, ressalvadas as situações técnicas não indicadas;

VIII - A continuidade das atividades escolares, bem como o estímulo à recreação, em casos de internação de criança ou adolescente;

IX - A informação a respeito de diferentes possibilidades terapêuticas de acordo com sua condição clínica, baseado nas evidências científicas e a relação custo-benefício das alternativas de tratamento, com direito à recusa, atestado na presença de testemunha;

X - A escolha do local de morte;

XI - O direito à escolha de alternativa de tratamento, quando houver, e à consideração da recusa de tratamento proposto;

XII - O recebimento de visita, quando internado, de outros profissionais de saúde que não pertençam àquela unidade hospitalar sendo facultado a esse profissional o acesso ao prontuário;

XIII - A opção de marcação de atendimento por telefone para pessoas com dificuldade de locomoção;

XIV - O recebimento de visita de religiosos de qualquer credo, sem que isso acarrete mudança da rotina de tratamento e do estabelecimento e ameaça à segurança ou perturbações a si ou aos outros;

XV - A não limitação de acesso aos serviços de saúde por barreiras físicas, tecnológicas e de comunicação;

XVI - a espera por atendimento em lugares protegidos, limpos e ventilados, tendo à sua disposição água potável e sanitários, e devendo os serviços de saúde se organizarem de tal forma que seja evitada a demora nas filas.

Art. 5º Toda pessoa deve ter seus valores, cultura e direitos respeitados na relação com os serviços de saúde, garantindo-lhe:

I - A escolha do tipo de plano de saúde que melhor lhe convier, de acordo com as exigências mínimas constantes da legislação e a informação pela operadora sobre a cobertura, custos e condições do plano que está adquirindo;

II - O sigilo e a confidencialidade de todas as informações pessoais, mesmo após a morte, salvo nos casos de risco à saúde pública;

III - O acesso da pessoa ao conteúdo do seu prontuário ou de pessoa por ele autorizada e a garantia de envio e fornecimento de cópia, em caso de encaminhamento a outro serviço ou mudança de domicílio;

IV - A obtenção de laudo, relatório e atestado médico, sempre que justificado por sua situação de saúde;

V - O consentimento livre, voluntário e esclarecido, a quaisquer procedimentos diagnósticos, preventivos ou terapêuticos, salvo nos casos que acarretem risco à saúde pública, considerando que o consentimento anteriormente dado poderá ser revogado a qualquer instante, por decisão livre e esclarecida, sem que sejam imputadas à pessoa sanções morais, financeiras ou legais;

VI - A não submissão a nenhum exame de saúde pré-admissional, periódico ou demissional, sem conhecimento e consentimento, exceto nos casos de risco coletivo;

VII - A indicação de sua livre escolha, a quem confiará a tomada de decisões para a eventualidade de tornar-se incapaz de exercer sua autonomia;

VIII - O recebimento ou a recusa à assistência religiosa, psicológica e social;

IX - A liberdade, em qualquer fase do tratamento, de procurar segunda opinião ou parecer de outro profissional ou serviço sobre seu estado de saúde ou sobre procedimentos recomendados;

X - A não participação em pesquisa que envolva ou não tratamento experimental sem que tenha garantias claras da sua liberdade de escolha e, no caso de recusa em participar ou continuar na pesquisa, não poderá sofrer constrangimentos, punições ou sanções pelos serviços de saúde, sendo necessário, para isso;

a) que o dirigente do serviço cuide dos aspectos éticos da pesquisa e estabeleça mecanismos para garantir a decisão livre e esclarecida da pessoa;

b) que o pesquisador garanta, acompanhe e mantenha a integridade da saúde dos participantes de sua pesquisa, assegurando-lhes os benefícios dos resultados encontrados;

c) que a pessoa assine o termo de consentimento livre e esclarecido;

XI - O direito de se expressar e ser ouvido nas suas queixas denúncias, necessidades, sugestões e outras manifestações por meio das ouvidorias, urnas e qualquer outro mecanismo existente, sendo sempre respeitado na privacidade, no sigilo e na confidencialidade;

XII - A participação nos processos de indicação e/ou eleição de seus representantes nas conferências, nos conselhos de saúde e nos conselhos gestores da rede SUS.

Art. 6º Toda pessoa tem responsabilidade para que seu tratamento e recuperação sejam adequados e sem interrupção.

Parágrafo único. Para que seja cumprido o disposto no caput deste artigo, as pessoas deverão:

I - Prestar informações apropriadas nos atendimentos, nas consultas e nas internações sobre:

a) queixas;

b) enfermidades e hospitalizações anteriores;

c) história de uso de medicamentos, drogas, reações alérgicas;

d) demais informações sobre seu estado de saúde;

II - Expressar se compreendeu as informações e orientações recebidas e, caso ainda tenha dúvidas, solicitar esclarecimento sobre elas;

III - Seguir o plano de tratamento proposto pelo profissional ou pela equipe de saúde responsável pelo seu cuidado, que deve ser compreendido e aceito pela pessoa que também é responsável pelo seu tratamento;

IV - Informar ao profissional de saúde ou à equipe responsável sobre qualquer fato que ocorra em relação a sua condição de saúde;

V - Assumir a responsabilidade pela recusa a procedimentos, exames ou tratamentos recomendados e pelo descumprimento das orientações do profissional ou da equipe de saúde;

VI - Contribuir para o bem-estar de todos nos serviços de saúde, evitando ruídos, uso de fumo e derivados do tabaco e bebidas alcoólicas, colaborando com a segurança e a limpeza do ambiente;

VII - Adotar comportamento respeitoso e cordial com as demais pessoas que usam ou trabalham no estabelecimento de saúde;

VIII - Ter em mão seus documentos e, quando solicitados, os resultados de exames que estejam em seu poder;

IX - Cumprir as normas dos serviços de saúde que devem resguardar todos os princípios desta Portaria;

X - Ficar atento para as situações de sua vida cotidiana que coloquem em risco sua saúde e a da comunidade, e adotar medidas preventivas;

XI - Comunicar aos serviços de saúde, às ouvidorias ou à vigilância sanitária irregularidades relacionadas ao uso e à oferta de produtos e serviços que afetem a saúde em ambientes públicos e privados;

XII - Desenvolver hábitos, práticas e atividades que melhorem a sua saúde e qualidade de vida;

XIII - Comunicar à autoridade sanitária local a ocorrência de caso de doença transmissível, quando a situação requerer o isolamento ou quarentena da pessoa ou quando a doença constar da relação do Ministério da Saúde;

XIV - Não dificultar a aplicação de medidas sanitárias, bem como as ações de fiscalização sanitária.

Art. 7º Toda pessoa tem direito à informação sobre os serviços de saúde e aos diversos mecanismos de participação.

§ 1º O direito previsto no caput deste artigo, inclui a informação, com linguagem e meios de comunicação adequados, sobre:

I - O direito à saúde, o funcionamento dos serviços de saúde e sobre o SUS;

II - Os mecanismos de participação da sociedade na formulação, acompanhamento e fiscalização das políticas e da gestão do SUS;

III - As ações de vigilância à saúde coletiva compreendendo a vigilância sanitária, epidemiológica e ambiental;

IV - A interferência das relações e das condições sociais, econômicas, culturais, e ambientais na situação da saúde das pessoas e da coletividade.

§ 2º Os órgãos de saúde deverão informar as pessoas sobre a rede SUS mediante os diversos meios de comunicação, bem como nos serviços de saúde que compõem essa rede de participação popular, em relação a:

I - Endereços;

II - Telefones;

III - Horários de funcionamento;

IV - Ações e procedimentos disponíveis.

§ 3º Em cada serviço de saúde deverá constar, em local visível à população:

I - Nome do responsável pelo serviço;

II - Nomes dos profissionais;

III - Horário de trabalho de cada membro da equipe, inclusive do responsável pelo serviço;

IV - Ações e procedimentos disponíveis.

§ 4º As informações prestadas à população devem ser claras, para propiciar a compreensão por toda e qualquer pessoa.

§ 5º Os conselhos de saúde deverão informar à população sobre:

I - Formas de participação;

II - Composição do conselho de saúde;

III - Regimento interno dos conselhos;

IV - Conferências de Saúde;

V - Data, local e pauta das reuniões;

VI - Deliberações e ações desencadeadas.

§ 6º O direito previsto no caput desse artigo inclui a participação de conselhos e conferências de saúde, o direito de representar e ser representado em todos os mecanismos de participação e de controle social do SUS.

Art. 8º Toda pessoa tem direito a participar dos conselhos e conferências de saúde e de exigir que os gestores cumpram os princípios anteriores.

Parágrafo único. Os gestores do SUS, das três esferas de governo, para observância desses princípios, comprometem-se a:

I - Promover o respeito e o cumprimento desses direitos e deveres, com a adoção de medidas progressivas, para sua efetivação;

II - Adotar as providências necessárias para subsidiar a divulgação desta Portaria, inserindo em suas ações as diretrizes relativas aos direitos e deveres das pessoas;

III - Incentivar e implementar formas de participação dos trabalhadores e usuários nas instâncias e participação de controle social do SUS;

IV - Promover atualizações necessárias nos regimentos e estatutos dos serviços de saúde, adequando-os a esta Portaria;

V - Adotar estratégias para o cumprimento efetivo da legislação e das normatizações do Sistema Único de Saúde;

VI - Promover melhorias contínuas, na rede SUS, como a informatização, para implantar o Cartão SUS e o Prontuário Eletrônico com os objetivos de:

a) Otimizar o financiamento;

b) Qualificar o atendimento aos serviços de saúde;

c) Melhorar as condições de trabalho;

d) Reduzir filas;

e) Ampliar e facilitar o acesso nos diferentes serviços de saúde.

Art. 9º Os direitos e deveres dispostos nesta Portaria constituem em a Carta dos Direitos dos Usuários da Saúde.

Parágrafo único. A Carta dos Direitos dos Usuários da Saúde deverá ser disponibilizada a todas as pessoas por meios físicos e na internet, no seguinte endereço eletrônico: www.saude.gov.br.

Art. 10 Esta Portaria entra em vigor na data de sua publicação.

Art. 11 Fica revogada a Portaria nº 675, de 30 de março de 2006, publicada no Diário Oficial da União nº 63 de 31 de março de 2006, seção 1, página 131.

JOSÉ GOMES TEMPORÃO

6. REFERÊNCIAS

DINIZ, D. G. et al. Saúde da família: o desafio de uma atenção coletiva. *Ciência & Saúde Coletiva*, Rio de Janeiro, 2008. Disponível em: <http://www.abrasco.org.br/cienciaesaudecoletiva/artigos/artigo_int.php?id_artigo=2497/>. Acesso em: 02 mar. 2010.

FADMAN, J.; FRAGER, R. *Teorias da personalidade*. São Paulo: Harper, 2002.

FILIZOLA, C. L. A. O papel do enfermeiro psiquiatra-oprimido e opressor. *Revista da Escola de Enfermagem da USP*, São Paulo, v. 31, n. 2, p. 173-190, ago. 1997.

FILIZOLA, C. L. A. et al. Genograma e Ecomapa: Instrumentos para pesquisa com famílias. In: I CONFERÊNCIA INTERNACIONAL DO BRASIL DE PESQUISA QUALITATIVA. Taubaté: Núcleo de Pesquisa da Família, 2004.

MARSÍGLIA, R. G. Os cidadãos e os loucos no Brasil. A cidadania como processo. In: _____. *Saúde mental e cidadania*. São Paulo: Mandacaru, 1987. p. 13-28.

MCGOLDRICK, M.; GERSON, R.; SHELLENBERGER, S. *Genograms*: Assessment and Intervetion. 2. ed. New York: Norton and Company, 1999.

NASCIMENTO, L. C.; ROCHA, S. M. M.; HAYES, V. E. Contribuições do genograma e do ecomapa para o estudo de famílias em enfermagem pediátrica. *Revista Texto & Contexto – Enfermagem*, Florianópolis, v. 14, n. 2, abr./jun. 2005.

OLSEN, S.; DUDLEY-BROWN, S.; MCMULLEN, P. Case for blending pedigrees, genogram and ecomaps: nursing's contribution to the 'big picture'. *Nursing & Health Sciences*, Carlton, v. 6, n. 4, p. 295-308, 2004.

ROCHA, S. M. M. et al. Enfermagem pediátrica e abordagem da família: subsídios para o ensino de graduação. *Revista Latino-Americana de Enfermagem*, Ribeirão Preto, v. 10, n. 5, p. 709-714, 2002.

ROGERS, C. R.; ROSEMBERG, R. *A pessoa como centro*. São Paulo: EPU-EDUSP, 1977.

RUDIO, F. V. *Orientação não-direta*: na educação, no aconselhamento e psicoterapia. Vozes: Petrópolis, 1984. p. 109.

SILVA, M. J. P. *A percepção das enfermeiras sobre a comunicação não verbal dos pacientes*. 1989. 108 p. Dissertação (Mestrado em Enfermagem Psiquiátrica) – Escola de Enfermagem, Universidade de São Paulo, São Paulo, 1989.

_____. *Comunicação tem remédio*: a comunicação nas relações interpessoais em saúde. São Paulo: Gente, 1996.

STEFANELLI, M. C. et al. Aceitação, empatia envolvimento emocional no relacionamento enfermeiro- paciente. *Revista da Escola de Enfermagem da USP*, São Paulo, v. 16, n. 3, p. 245-253, 1982.

TAGLIAFERRO, P.; FILIZOLA, C. L. A. *Do grupo de acolhimento e orientação a familiares de usuários do CAPS de São Carlos ao atendimento de uma família.* São Carlos: UFSCar/Departamento de Enfermagem, 2006. 64 p. Trabalho de Conclusão de Curso.

TRAVELBEE, J. *Intervensión en enfermería psiquiátrica*: el processo de la relación de persona a persona. Washington: Organización Panamerican de la Salud, 1979a. 257 p.

_____. La comunicación com los pacientes. In: _____. *Intervención en enfermería psiquiátrica*: el processo de la relación de persona a persona. Washington: Organización Panamericana de la Salud, 1979b. p. 59-93.

WENDT, N. C.; CREPALDI, M. A. A Utilização do Genograma como instrumento de coleta de dados na pesquisa qualitativa. *Psicol. Reflex. Crit.*, v. 21, n. 2, p. 302-310, 2007.

WRIGHT, L. M.; LEAHEY, M. *Enfermeiras e famílias*: um guia para avaliação e intervenção na família. 3. ed. São Paulo: Roca, 2002.

Série *Apontamentos*

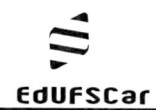

- AÇÕES DEVIDAS AO VENTO EM EDIFICAÇÕES
  João Alfredo Azzi Pitta

- ALGUNS QUADROS DE SOFRIMENTO PSÍQUICO
  Carmen Lúcia Alves e Sofia C. Iost Pavarini

- CARTILHA DA LÓGICA, A - 2ª EDIÇÃO
  Maria do Carmo Nicoletti

- CARTILHA PROLOG, A
  Maria do Carmo Nicoletti

- CATÁLOGO DE AVALIAÇÃO DO NÍVEL DE INDEPENDÊNCIA DE CRIANÇAS DE 4 A 8 ANOS NAS ATIVIDADES DE VIDA DIÁRIA
  Thelma Simões Matsukura e Edna Maria Marturano

- CONTROLE DIGITAL DE PROCESSOS QUÍMICOS COM MATLAB E SIMULINK
  Wu Hong Kwong

- CUIDANDO DO ADULTO: AÇÕES DE ENFERMAGEM NO ATENDIMENTO DAS NECESSIDADES HUMANAS BÁSICAS
  Anamaria Alves Napoleão, Noeli Marchioro Liston Andrade Ferreira, Rosely Moralez de Figueiredo, Juliana Martins, Aline Helena Appoloni, Sérgia Haddad Mota e Talita Poliana Roveroni Moraes

- CULTURA CORPORAL – ALGUNS SUBSÍDIOS PARA SUA COMPREENSÃO NA CONTEMPORANEIDADE
  Luiz Gonçalves Junior

- CURSO DE FÍSICA COMPUTACIONAL 1 PARA FÍSICOS E ENGENHEIROS FÍSICOS
  Regiane Aparecida Ragi Pereira

- DESENVOLVIMENTO DE MÉTODOS POR HPLC
  Quezia B. Cass e Ana Lúcia Gusmão Degani

- DESENVOLVIMENTO DE NOVOS EMPREENDIMENTOS
  Ana Lucia Vitale Torkomian e Edemilson Nogueira

- EDUCAÇÃO FÍSICA ESCOLAR E A QUESTÃO DO GÊNERO NO BRASIL E EM PORTUGAL
  Luiz Gonçalves Junior e Glauco Nunes Souto Ramos

- ELETRICIDADE APLICADA À ENGENHARIA
  Maria Zanin e Ioshiaqui Shimbo

- ENGENHARIA DE MATERIAIS PARA TODOS
  José de Anchieta Rodrigues e Daniel Rodrigo Leiva

- EQUAÇÕES DIFERENCIAIS PARCIAIS COM MAPLE V
  José Antonio Salvador

- ESTÁGIOS EM EDUCAÇÃO FÍSICA: EXPERIÊNCIA DE AÇÃO E REFLEXÃO
  Glauco Nunes Souto Ramos

- ESTRUTURA E PROPRIEDADES DOS POLÍMEROS
  Abigail Salles Lisbão

- ESTUDOS AVANÇADOS DO DESENVOLVIMENTO INFANTIL
  Maria Stella Coutinho de Alcântara Gil e Nancy Vinagre Fonseca de Almeida

- EVAPORADORES
  Everaldo Cesar da Costa Araujo

- EXERCÍCIOS APLICADOS À FÍSICO-QUÍMICA DOS POLÍMEROS
  Abigail Salles Lisbão

- FONTES DE INFORMAÇÃO: UM MANUAL PARA CURSOS DE GRADUAÇÃO EM BIBLIOTECONOMIA E CIÊNCIA DA INFORMAÇÃO
  Maria Matilde Kronka Dias e Daniela Pires

- FORMAÇÃO E DESENVOLVIMENTO DE COLEÇÕES DE SERVIÇOS DE INFORMAÇÃO
  Maria Matilde Kronka Dias e Daniela Pires

- FORMATO MARC 21 BIBLIOGRÁFICO ESTUDO E APLICAÇÕES PARA LIVROS, FOLHETOS, FOLHAS IMPRESSAS E MANUSCRITOS
  Zaira Regina Zafalon

- FUNDAMENTOS DA ECOLOGIA PARA O TURISMO
  Marcelo Nivert Schlindwein

- FUNDAMENTOS DA LÓGICA APLICADA À RECUPERAÇÃO DA INFORMAÇÃO
  Ariadne Chloë Furnival

- FUNDAMENTOS DA TEORIA DE CONJUNTOS FUZZY
  Maria do Carmo Nicoletti e Heloisa de Arruda Camargo

- FUNDAMENTOS DA TEORIA DOS GRAFOS PARA COMPUTAÇÃO
  Maria do Carmo Nicoletti e Estevam Rafael Hruschka

- HIPERTEXTO DE MÉTODOS DE MATEMÁTICA APLICADA COM MAPLE V
  José Antonio Salvador

- INTRODUÇÃO À BIOFÍSICA ESTRUTURAL
  Ignez Caracelli e Julio Zukerman-Schpector

- INTRODUÇÃO À HARMONIA TRADICIONAL E AO CONTRAPONTO – CADERNO DE EXERCÍCIOS
  Glauber Santiago

- INTRODUÇÃO À TECNOLOGIA AGROINDUSTRIAL
  Cláudio Hartkopf Lopes e Maria Teresa Mendes Ribeiro Borges

- INTRODUÇÃO AO CONTROLE DE PROCESSOS QUÍMICOS COM MATLAB – VOLUMES 1 E 2
  Wu Hong Kwong

Série Apontamentos

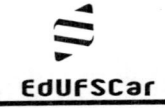

- INTRODUÇÃO AO CONTROLE PREDITIVO COM MATLAB
  Wu Hong Kwong

- INTRODUÇÃO ÀS LIGAÇÕES QUÍMICAS
  José de Anchieta Rodrigues

- LÓGICA PARA PRINCIPIANTES
  Mark J. R. Cass

- MARKETING EM CIÊNCIA E TECNOLOGIA
  Maria Matilde Kronka Dias e Maria Cristina Comunian Ferraz

- MATLAB: FUNDAMENTOS E PROGRAMAÇÃO
  *Carlos Eugenio Vendrametto Junior e
  Selma Helena de Vasconcelos Arenales*

- MECÂNICA DOS SÓLIDOS 1 – VOLUMES 1 E 2
  José Sergio Komatsu

- MECÂNICA DOS SÓLIDOS ELEMENTAR
  José Sergio Komatsu

- MENTE, CÉREBRO E CONSCIÊNCIA NOS PRIMÓRDIOS DA METAPSICOLOGIA FREUDIANA: UMA ANÁLISE DO PROJETO DE UMA PSICOLOGIA (1895) – VOLUME I
  Richard Theisen Simanke

- MODELO DE APRENDIZADO DE MÁQUINA BASEADO EM EXEMPLARES: PRINCIPAIS CARACTERÍSTICAS E ALGORITMOS, O
  Maria do Carmo Nicoletti

- MODELOS PROBABILÍSTICOS APLICADOS À ENGENHARIA DE PRODUÇÃO
  Reinaldo Morabito

- PATENTES – CONCEITOS E PRINCÍPIOS BÁSICOS PARA A RECUPERAÇÃO DA INFORMAÇÃO
  Maria Cristina Comunian Ferraz

- PESQUISANDO E NORMALIZANDO
  Maria Angélica Dupas

- PROCEDIMENTOS PARA O BIBLIOTECÁRIO ABRIR SUA PEQUENA EMPRESA DE PRESTAÇÃO DE SERVIÇOS
  Elaine de Oliveira Machado

- PROPRIEDADE INTELECTUAL E CONHECIMENTO TRADICIONAL
  Maria Cristina Comunian Ferraz

- PSICOFÁRMACOS
  *Carmen Lúcia Alves Filizola, Sofia Cristina Iost Pavarini e
  José Fernando Petrilli Filho*

- RAIOS X: DIFRAÇÃO E ESPECTROSCOPIA
  José de Anchieta Rodrigues

- REDAÇÃO DE RELATÓRIOS PARA QUÍMICOS
  *André Fernando de Oliveira, Astréa F. de Souza Silva e
  Mário Alberto Tenan*

- RELAÇÃO ENFERMEIRO–PACIENTE E INSTRUMENTOS PARA COLETA DE DADOS
  Carmen Lúcia Alves e Sofia C. Iost Pavarini

- RESISTÊNCIA DOS MATERIAIS – VOLUMES 1 E 2
  José Sérgio Komatsu

- SISTEMAS NUMÉRICOS E TRATAMENTO DE INTEIROS NO PASCAL
  Maria do Carmo Nicoletti e Sandra Abib

- TEMAS DE INTRODUÇÃO À PSICANÁLISE FREUDIANA
  Richard Theisen Simanke e Fátima Caropreso

- TROCADORES DE CALOR
  Everaldo Cesar da Costa Araujo

- USO DO EXCEL PARA QUÍMICOS
  *André Fernando de Oliveira, Astréa F. de Souza Silva,
  Mário Alberto Tenan, Marcos Flores Júnior e Sérgio Lineu Olivo*

- USOS E USUÁRIOS DA INFORMAÇÃO
  Maria Matilde Kronka Dias e Daniela Pires